糖尿病疫学研究
舟形スタディは
日本の糖尿病診療を
どう変えたか？

編・著 富永真琴

医療法人社団友志会リハビリテーション花の舎病院 副院長
元山形大学医学部臨床検査医学 教授

日本医学出版

はじめに

　1976 年，佐々木英夫教授が山形大学医学部第三内科の教授に着任され，私は助手に任用された。山形の地で糖尿病専門家集団を作り上げることに本気であった。私が縁あって国立公衆衛生院で疫学の手ほどきを受けた後に山形大学に赴任した関係で，いわゆる人脈もあり，舟形町で糖尿病の有病率の調査を行ったのが舟形スタディの原点であった。そのころ，舟形町では 40 歳代で脳卒中を発症した事例があったりして，健康に対する取り組みを町で独自に行なおうとしていた。大学から糖尿病を中心とした検診を提案した。

　今でも思い出すのは，検診に先立って，舟形町で夜に，検診の説明会が開催されるので，出席してくれないか，と言われ，出かけていった日のことである。糖尿病は万病のもとで，網膜症や神経障害や，その他に，心筋梗塞や脳梗塞などの原因になるので，早期発見や早期治療が大事で，糖尿病という名前から尿に糖が出ることを想像しやすいが，本質は血糖値が高いことで，それも，糖負荷後の血糖を測定することが大事である，と縷々説明した。すると，会場から，いかにも地域のリーダーと思しき方が挙手し，「健康づくりに取り組みたい。自分の地域で自分が中心になってできることをしたい。」というような発言があった。

　こうして始まった舟形町の糖尿病を中心とした検診であったが，1990 年からブドウ糖負荷試験を 1 次検査とし，40 歳以上の全住民を対象とした。その後，検診で糖尿病とか境界型とかされた方が本当に健康に問題があるかを死亡診断書とつき合わせるという作業を行った。この作業により，空腹時血糖値が境界型である Impaired fasting glucose（IFG）よりもブドウ糖負荷後血糖値が高い Impaired glucose tolerance（IGT）が，心血管疾患死亡が高いことを発表した。日常的には食後の血糖値が高いことと心血管疾患は関係が深いのではないかという示唆であった。

　この後，舟形スタディは大学でも新たな研究の方向を開いたし，舟形町の中でもさまざまな取り組みに発展していった。

　これらのことを記録にしてきちんと残すことが大事だと折に触れ話をして

くれたのは日本医学出版の渡部新太郎氏である。舟形スタディにかかわりの
あったすべての人々に感謝したい。

2019 年 5 月吉日　**富永　真琴**

目　次

● はじめに ……………………………………………………………………1

● Ⅰ. 糖尿病疫学研究　舟形スタディは日本の糖尿病診療をどう変えたか？
　　　　　　　　　　　　　　　　　　　　　　　　　　（富永真琴）…5
　　　　　　　　舟形スタディの黎明期
　　　　　　　　舟形スタディ、糖尿病有病率調査、合併症調査、糖尿病発症のリ
　　　　　　　　スク研究
　　　　　　　　舟形町のコホート研究
　　　　　　　　隠れ糖尿病の認知
　　　　　　　　JDPP 研究
　　　　　　　　隠れ糖尿病
　　　　　　　　健康日本 21 と特定検診

● Ⅱ. 座談会　舟形町糖尿病検診を振り返る…………………………………36
　　　　出席者　伊藤ミエ子　元山形県舟形町健康福祉課　課長補佐
　　　　　　　　渡辺　幸子　元山形県舟形町健康福祉課　課長補佐
　　　　　　　　沼澤富美子　元山形県舟形町健康福祉課　課長補佐
　　　　　　　　渡部新太郎（進行）多摩大学医療・介護ソリューション研
　　　　　　　　　　　　　　究所　副所長

● Ⅲ. 舟形町検診後の糖尿病患者の QOL 調査（渡部新太郎）………………54
　　　　　　　　―ライフスタイル、受療行動、治療状況―

● あとがき　舟形スタディは、結局、何だったのか ………………………71

3

編著者紹介

富永　真琴
（とみなが　まこと）
医療法人社団友志会リハビリテーション花の舎病院副院長
（ばなのいえ）

略歴
昭和 48 年 4 月　新潟大学医学部卒業
昭和 48 年 4 月～昭和 51 年 3 月　新潟県新発田保健所　医師
昭和 51 年 4 月　山形大学医学部第三内科　助手
昭和 58 年 4 月　山形大学医学部第三内科　講師
昭和 59 年 5 月～昭和 61 年 4 月　アメリカ合衆国テキサス大学留学
平成 4 年 4 月　山形大学医学部第三内科　助教授
平成 8 年 6 月　山形大学医学部臨床検査医学講座　教授
平成 15 年 10 月　山形大学医学部器官病態統御学講座液性病態診断医学分野
　　　　　　　　　（講座名称変更による）
平成 20 年 3 月　山形大学医学部退職
平成 20 年 5 月　医療法人社団みゆき会　糖尿病内科クリニック院長
平成 22 年 1 月　医療法人社団友志会　リハビリテーション花の舎病院

資格
日本糖尿病学会：糖尿病専門医，研修指導医
日本臨床検査医学学会：臨床検査専門医

I. 糖尿病疫学研究　舟形スタディは日本の糖尿病診療をどう変えたか？

富永　真琴

はじめに

　舟形スタディがどのようにして生まれたのか，内容，その後，についてかかわってきたものとしての経験を述べたいと思います。

　そして，脂肪高血糖，隠れ糖尿病，メタボリックシンドローム，などとの関連について解説します。

舟形スタディの黎明期

　私は昭和48年に新潟大学を卒業し，昭和51年に山形大学に移りました。その間の3年間は，新潟県新発田市の保健所の医師をしておりました。また，昭和50年から51年にかけて，国立公衆衛生院で研修をしていました。そのときに，「国民の健康問題を最終的に解決するのは公衆衛生である」という考え方を勉強しました。当時は研究対象が感染症・結核から，がん・生活習慣病に変わろうとしていた時期でした。感染症から得られた手法を生活習慣病に適応しようとしていました。

　疫学研究室に入り，川崎病の疫学調査と，インフルエンザ流行超過死亡に関する研究を行ってきました。そのときにたまたま山形県から研修にきていた保健師と知り合いました。

　私の最初の論文は昭和52年「インフルエンザ流行期における糖尿病の超過死亡」です。月ごとに死亡率が統計報告されていますが，このデータをもとに，フーリエ関数を用いて最適な予測式を作りました。実際のデータと予測値が大きくはずれているところがあります。これはインフルエンザの流行があった時期に合致しています（図1）。

　インフルエンザが流行すると，糖尿病の患者が死亡しやすいということがわかったので，雑誌「糖尿病」に発表したのです。

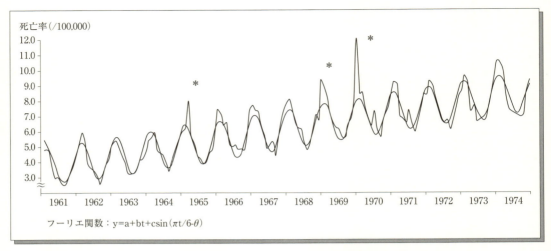

図1 インフルエンザ流行期における糖尿病の超過死亡
(富永ら：糖尿病 20, 1977)

　当時，インフルエンザの予防注射は感染拡大を防ぐ意味から，社会の防波堤として，小中学生を対象にしていました．しかし，インフルエンザ流行期の過剰死亡の検討から心臓病や呼吸器疾患などのリスクをもっている人が亡くなっているという結果が出て，心臓病や循環器疾患をもっている人たちを中心に予防注射をやったほうがよいのではないかということが昭和55年ころからいわれはじめました．糖尿病患者さんも同じではないかということで，流行に入る前に糖尿病患者さんも予防注射をしたほうがよいのではないか，と書きました．世の中は20年くらいたってようやく変わってきたという感じがします．今はリスクをもった高齢者を対象とするという考えは常識となりました．

　また，これらの患者に接触する医療従事者も予防注射をしようということになりました．山形大学では平成16年から医師，看護師，事務職員等，患者さんと接する人たちはみな，予防接種するようになっています．

　この，最初の論文では，物事を正確に観察すると，意外といろいろなことがわかってくるということを学びました．

　昭和51年，山形大学医学部に第3内科が診療を開始することになり，佐々木英夫先生が教授になり，縁あって，私も助手として赴任しました（図2）．

　山形大学医学部はかの田中角栄氏の一県一医大構想で昭和48年に作られたのですが，糖尿病専門の診療科はなく，佐々木先生が開設され，若かった私はそこで糖尿病の勉強をしながら，佐々木先生に育てていただきました．

　以前国立公衆衛生院での研修時代に知り合っていた，山形県の保健師学校の先生の友達が新庄市と舟形町にいて，その紹介で，舟形町健康福祉課の伊藤ミエ子さんという保健師さんと知り合いました．伊藤さんが舟形町では脳卒中が非常に多いので，何とか対策をとりたいということで，私に相談にこられました．

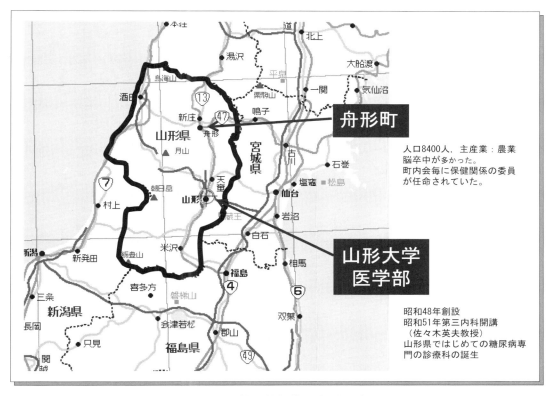

図2　山形大学医学部第三内科と舟形町

　舟形町は当時人口8,000人，主たる産業は農業ですが，ほとんど人口の移動はないということも，あとで考えると研究しやすかった一因でもあります。

　また，脳卒中が多かったために町内会単位に保健関係の委員がいて，呼びかけるとみんなが集まってきていただけるという面もあったのです．脳卒中を何とかしたいという思いが強かったのだと思います．

　脳卒中といえば，高血圧で高血圧の検診をやればよかったのかもしれませんが，当時は降圧薬を多くの人が飲み始めていたようで，もう少し後になりますが，Ca拮抗薬ができてから血圧のコントロールがかなりうまくできるようになってきたのです．ちょうど移行期のあたりで，明確には高血圧の対策以外に糖代謝の対策も必要だとは意識していませんでした．なんとなくFramingham Studyでも軽症の糖尿病が心筋梗塞や脳梗塞のリスクだといわれているのに，そういう調べ方をしているところはないから，糖尿病を中心に検診をしませんか，ということになり，協力して一緒にやるようになったのです．舟形スタディはよく平成2年に突如として始めたといわれますが，そうではなくて，すでに昭和53〜64年の10年近く検診していたのです．

　しかし，この検診は当時日本で行われていた，尿糖でスクリーニングして

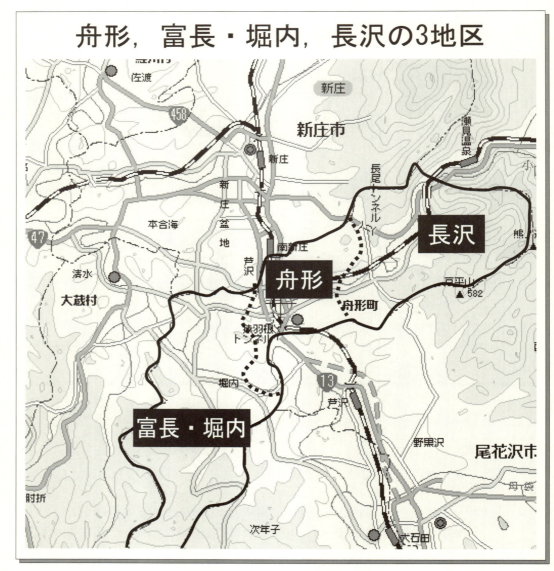

図3　山形県舟形町

陽性の人にブドウ糖負荷試験をやるというやり方で，欧米には全く通用しないやり方だったのです。

　初期の頃は糖尿病の人を見つけて，1人でも2人でも治療できたらよいという，単純な考え方でやっていたこと，有病率を調査できないことなど，欠点がありました。

　今にして思うことは，やはり「糖尿病」という言葉がわるいのではないか，尿糖が出れば糖尿病が疑われる，出なければまあ大丈夫でしょう，と思ってしまう。決してそんなことはなく，尿糖が出ないレベルでも血糖値が高ければ糖尿病と十分いえるはずなのに，そこが無視されてしまったので

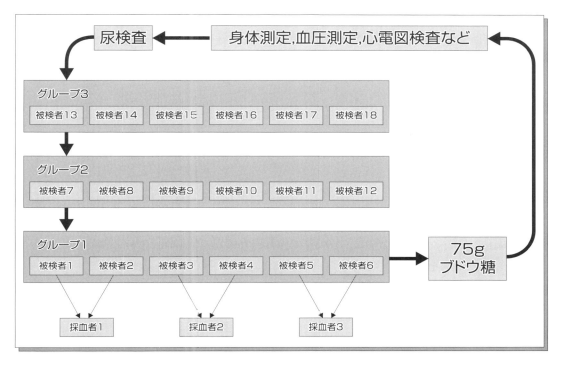

図4　75gOGTTの舟形町方式

す。やはり言葉にひきずられた点があるのではないかと思います。

　さて，実際に糖尿病の検診を始めるときには人がいなかったのですが，山形大学の佐々木英夫先生は若手のお医者さんを連れて全面的に協力してくれました。

　1人が2人の採血者を担当して，5分間隔で採血し，その間に血圧測定や心電図などの検査をするという，2時間の拘束時間内でできるやり方を試行錯誤で作りあげていきました。この方式を舟形町方式といいます（図4）。この舟形方式でブドウ糖負荷試験を一番多く行ったのは1日に500～600人でした。「なぜ500～600人のブドウ糖負荷試験が1日でできるのですか」という質問をよくされます。図4を参照してください。

　このようにして全町の糖尿病の有病率調査ができたのだと思います。舟形方式は町の人たちとの協力でできあがったものだと思います。

　舟形町は，舟形地区，富長・堀内地区，長沢地区の3つに分けられます（図3）。

　もともと，3つの地区を1年ずつ回るやり方でしたので，平成2～4年の検診でもこのスタイルを踏襲し，3年で1回の検診をしました。

　昭和59～61年にテキサス大学に留学しました。そこでは英語の勉強をとにかくさせてもらいました。Unger先生には日常会話から論文の書き方までいろいろ教わりました。論文を書く事や英語での発表は下手でしたし，自

信もなかったのですが，日常生活すべて英語の生活になったらできるようになるのでは，という期待もありました。

このように考える根拠となったのは，佐々木先生に「あなたは論文を書きなさい。そしてその内容が非常に重要であるのなら英語で書きなさい」といわれたからです。

また，「自分が知りえた事実を自分のものだけにしていてもしかたない。それを社会に問うて，社会の中でそれを評価してもらうことを，堂々とやりなさい。そうするには国際公用語である英語で発表しないと国際的には認められない，日本の一部だけでよいことをしていたら，やはり世界でもよいことをしなければならない，だから英語で発表しなさい」ともいわれました。

Unger 先生が教科書を書いていたときに，世界の糖尿病の有病率を調べたのです。

私のところにきて，「日本には正確に糖尿病の有病率を調査した研究はないね」といったので，「舟形町の尿糖のスクリーニングでは 2～3％くらいです」と説明したのですが，「英語で発表してないだろう，正確ではないな」という言い方をされて，終わってしまったのです。このことが妙に頭の中に残っていて，日本に帰ってきて，舟形スタディの出発点になったのだと思います。

舟形スタディ，糖尿病有病率調査，合併症調査，糖尿病発症のリスク研究

平成元年 10 月，京都市で厚生省糖尿病疫学研究班の公開シンポジウムが開かれました。当時の国立京都病院（現国立病院機構京都医療センター）の赤澤好温先生が班長でした。このシンポジウムのことを知り，山形でこういう研究をしているのでぜひ発表させてほしいと連絡し，発表させてもらいました。

このとき赤澤先生は「尿糖でスクリーニングする方式では世界では通用しない，だから尿糖スクリーニングするコホート研究は意味がない」ことを強調されました。

しかしながら，疫学研究班の班会議のとき「あなた方は population-based でやっているのはすばらしいのだから，ぜひ続けてくれ」という言い方をされ，心強かったです。疫学は記述疫学（有病率，発症率），リスクの因子分析，介入試験と進み，はじめて病気の予防に役立つ疫学になるという議論がされていました。

記述疫学の基本である，有病率を日本で誰がどこで調査するかという話で止まっていた印象があります。この帰りの飛行機の中で，関川暁先生（現在ピッツバーグ大学医学部公衆衛生）と，舟形町でブドウ糖負荷試験を一次検査とする糖尿病検診が可能だろうかという話をしました。関川先生の熱意と努力で平成 2 年の検診が始まりました。

平成 5 年「Diabetes　Care」という雑誌に WHO の King 先生が発表した有名な論文があります。全世界の糖尿病の有病率と IGT の有病率を出した

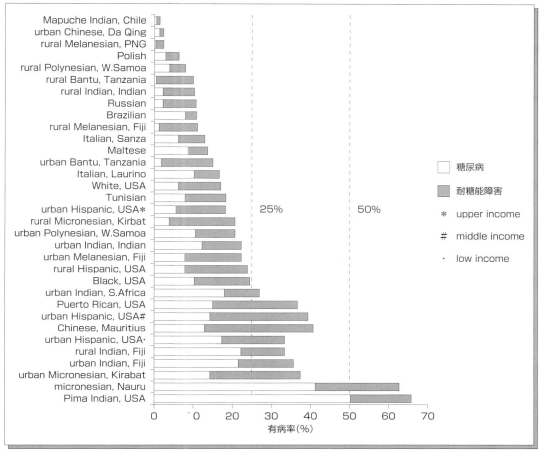

図5 世界の糖尿病と耐糖能障害の有病率
(King et al.: Diabetes Care 16, 1993)

ものです(図5)。ここで有名なのが，アメリカのピマ・インディアンの50％が糖尿病であること，また，ミクロネシアのラウルでは40％が糖尿病であることです。世界ではものすごい糖尿病多発地帯がある一方で，中国では1～2％という低いところがあると発表したのです。欧米人は7～8％ではないかといわれ，日本は間に合わなくて，どのくらいの位置にいるのかわからないのです。

平成2～4年に舟形町の40歳以上の全住民を対象に75g OGTTを一次検査で行い，糖尿病の有病率を調査しました。有病率は8.4％と推定されました。同じ調査を，平成7～9年，平成12～14年，平成17～19年で行いました。平成7年からは35歳以上にしました。舟形町から，若い世代から対策が必要でないかという要望に基づいていました。

このように繰り返し調査するときに，OGTT2時間血糖値が250mg/dL未満であればもう1回検査をするようにしたのです。

たまたま，2時間値が202mg/dLとか210mg/dLになったとき，その人

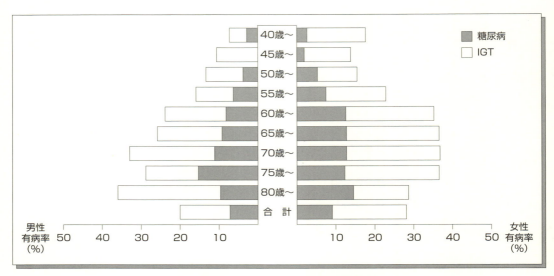

図 6 糖尿病および耐糖能障害の有病率
(1990〜92年)

が本当に糖尿病かどうかはわからないです．報告によると，もう1回繰り返すと今度は198mg/dLになる，では糖尿病ではないのか，きわめて怪しげな領域になるので，200mg/dLを1回でも超えると，糖尿病というレッテルを貼ってしまうと有病率がどんどん増えていきます．

検査をすればするほど増えていくのはおかしいので，OGTT2時間値が250mg/dL未満であればもう1回検査をするようにしたのです．

また，糖尿病とはっきりわかっている人に何度もブドウ糖負荷試験をするというのはやはり問題ですから，それを避けるという意味からも250mg/dLで線を引いたのですが，これも正しかったと思います．

平成2〜4年の結果です（図6）．

男性は年齢が高くなるにつれ，有病率が上がってきます．80歳前後でちょっと下がる．女性はそうでもない．男性8％，女性が少し多くて，合わせて，8.4％です．IGTはその15％くらい．全体で，20〜25％が糖尿病＋IGTの有病率と報告しました．

舟形町の特徴として，男性が低い．なぜかと聞かれるがいまだによくわからないのです．40歳から50歳前後の男性の有病率が非常に少なかったことが影響しているのですが，よくわからない．

平成6年，赤澤好温先生の厚生省の糖尿病調査研究班の研究報告書がまとめられました（図7）．

舟形町，久山町，長崎その他の全国の調査を集め，日本全国で糖尿病は約10％と発表されました．この数値を元に推定糖尿病患者さんの数を600万人と勇気をもって発表したのです．

これには，なにを桁違いなことをいっているのだという批判も多く出ました．当時患者調査は188万人といわれていたからです．「あなたがたは何を

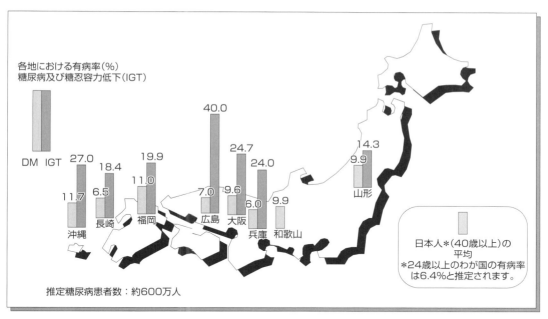

図7　わが国の糖尿病の実態
（厚生省糖尿病調査研究班，1994年）

血迷っているのだ」という言い方をされましたが，「いや，調査の結果がこう出ましたからしかたないのです．しかも福岡も山形もあまり変わらない，日本全国こういうように増えているのではないか」といっていましたが，一部では信用してもらえましたが，一部では信用してもらえませんでした．

このようなことがあって，世界でも増えているのだから，日本でも全国できちんとした調査をしなければいけないということになり，平成9年国民栄養調査のときに，ヘモグロビンA1cの値を使って糖尿病の有病率を推計したのです．平成10年3月に発表されて，690万人という数字を出したのです．したがって私たちが糖尿病患者600万人といっていたのは決して誇張でなかったということが理解されてきたのです．

その後，平成14年に同じ調査をしていますが，平成15年8月に740万人になったと発表され，じわり増えているということなのです．有病率の調査は医療問題の大きさの推計には欠かすことのできないもので，舟形町の研究は間違いなく役に立っていると思います．

じわり増えていることを，舟形町でももう1回見直してみました．平成2～4年，平成7～9年，平成12～14年の有病率を調査しました．平成7～9年で少し増えたようですが，あまり変わらない．女性が減って，他のところと同じように男性が高くなっています．やはり12％，女性も11％になっています．人口構成の補正や診断基準の変更もありますが，やはり増えています（図8）．

重要なポイントがあります．糖尿病もIGTも心血管疾患に関するリスク

	男性		女性	
	糖尿病	IGT	糖尿病	IGT
1990〜1992年	8.0%	14.5%	9.3%	19.5%
1995〜1997年	8.7%	15.8%	8.1%	15.5%
	(8.5%*)	(14.3%*)	(7.9%*)	(14.6%*)
2000〜2002年	12.4%	22.6%	11.2%	18.2%
	(11.8%*)	(19.4%*)	(10.4%*)	(17.2%*)

(*:1990〜1992年の人口 構成で補正)

図 8 舟形町における 糖尿病と **IGT** の有病率の推移

なのですが，平成 2 年代には合わせて 25 ％前後，つまり 4 人に 1 人です。ところが，平成 12 〜 14 年になると，33 ％くらいになり，3 人に 1 人になり，糖代謝の異常を伴って心血管疾患のリスクをもっている人が増えているという事実があります。

　次に舟形町スタディでは合併症の調査をしました。これは，「あなた方は検診で血糖値だけをみて糖尿病といっているが，あなた方は患者をみていない，数字だけで糖尿病といえるのか」という議論をされたことがあります。それならば，検診で発見された人は合併症のリスクを一定程度もっているということを証明しようということで，始めたのです。

　75g OGTT2 時間値を 200mg/dL を超えると，網膜症，腎症，神経障害の合併率が高いので，200mg/dL 以上は要注意として調べました。IGT の段階ではそれほど上がらないが，糖尿病になるとポンと上がっていくことが観察され，検診で発見されたといっても，きちんとしたケアが必要だと思います。早期発見，早期治療という意義があります。

　神経障害に関する合併症は意外と IGT から始まっているのです。これはあまり注目されていないのですが，神経障害の最近の研究者の中には，この論文を引用して神経障害は IGT から始まるという言い方をしています。本当かもしれません。

　累積の発症率，網膜症，アルブミン尿，MCV 低下でみていくと，200mg/dL くらいから上がっていくので，200mg/dL を超えていることは重要です（図 9）。

　次に危険因子，つまりどういうことがあると糖尿病を発症しやすいかとい

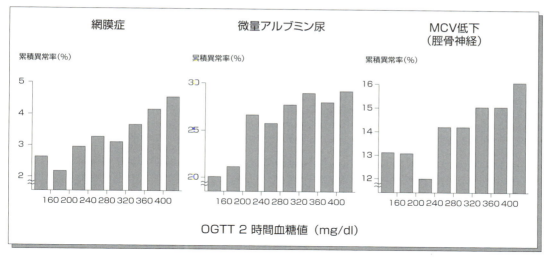

図9 OGTT 2時間血糖値別の網膜症,微量アルブミン尿,MCV低下の累積異常率

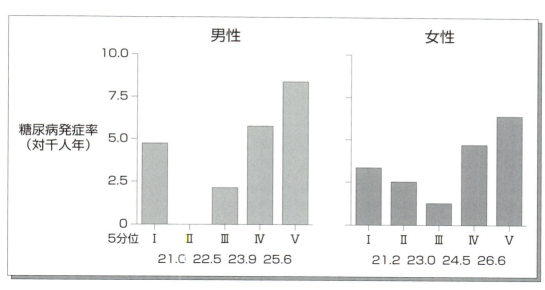

図10 BMI 5分位別糖尿病発症率

う研究です。結論は肥満です。BMI 25以上,ウエストヒップ比0.9,ウエスト周囲（腹囲）男性85cm,女性80cmが糖尿病発症のリスクということを確認しました。IFG, IGTも強いリスクがあります。IFGは100mg/dL前後が妥当ではないか,アディポネクチンが低いというのは,大門真先生の研究ですが,それも肥満と関係しているのでしょう。

舟形町スタディで繰り返し検査をしていると,はじめは糖尿病でなくて,次の検診のとき糖尿病だという人がいます。糖尿病を発症した人としない人の元のベースラインに戻ってデータの違いがあるかどうか,データの違いがリスク因子の推定に役に立つのです。

BMI五分位法で検討すると,男性,女性共に5番目だけが発症します（図

I. 糖尿病疫学研究 舟形スタディは日本の糖尿病診療をどう変えたか？

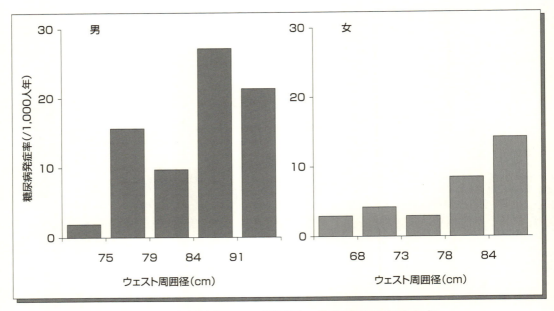

図 11　男女別ウェスト周囲径 5 分位別糖尿病発症率

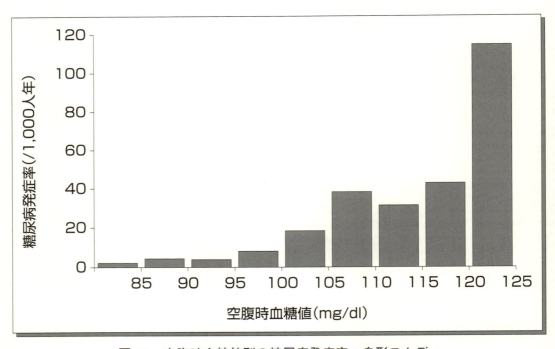

図 12　空腹時血糖値別の糖尿病発症率：舟形スタディ

10)。4 部位目と 5 部位目を分ける数字が 25.6, つまり 25.6 を超えると糖尿病を発症しやすいということです。肥満学会で BMI 25 を肥満の定義にしていますが, まさに舟形町の糖尿病発症という点からみても妥当だと判断できるデータです。

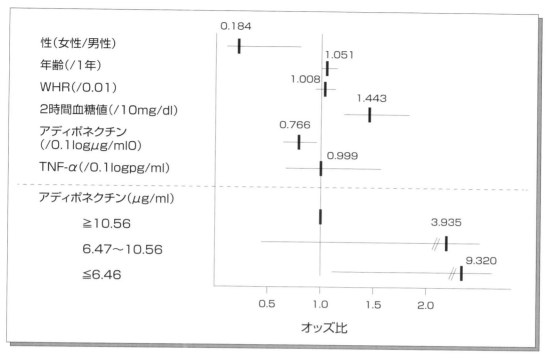

図 13　アディポネクチンと糖尿病発症
(Daimon, et al: Diabetes Care 26, 2003)

　ウエスト周囲計についても五分位法で検討しました（図11）。男性の場合，3から4に上がるときに糖尿病の発症率が高い，女性も3から4に上げると高い，それを分ける数字は男性84cm，女性78cmです。いまのメタボリックシンドローム検診の基準では男性85cm，女性90cmといっていますが，男性は妥当ですが，女性は80cmくらいではないかと思います。
　空腹時血糖値でみてみましょう（図12）。
1997年アメリカ糖尿病協会が空腹時血糖値の境界域を110〜125mg/dLと決めたのですが，舟形町スタディでは100mg/dLから上がってくるのです。110mg/dLではなく100mg/dLくらいからリスクになるのではないかと考えられます。
　アデポネクチンでは，低い人は高い人の9倍以上の発症が高い，つまり肥満もリスクになります（図13）。

舟形町のコホート研究

　舟形町の検診を進めていくうちに，正常な人，IGTの人，糖尿病の人，と区別をするわけですが，このことが本人たちにどれほどの意味があるのかということを検証する必要があると思っていたのです。何がよいかと関川暁先生と相談していたのですが，死亡診断書でみるしかないのでは，ということ

> 1. 糖尿病の症状を伴う場合,随時血糖値≧200mg/dl
>   最後の食事からの時間に関わりなく一日中のどの時間も随時とする。
> 糖尿病の症状とは多尿,多飲,体重減少を含む。
> または
> 2. 空腹時血糖値≧126mg/dl
>   空腹時とは少なくとも8時間以上カロリー摂取がないことをいう。
> または
> 3. OGTTの2時間血糖値≧200mg/dl
>   75gのブドウ糖を負荷しておこなう。
>
> 急性代謝失調を伴う明らかな高血糖がない場合,このクライテリアは別の日に繰り返すことによって確認されるべきである。OGTTを日常診療で用いることは推奨できない。

図14 アメリカ糖尿病協会(ADA)の糖尿病診断基準(1997年)

になり,死亡診断書の閲覧を申請しました。1997年に閲覧許可が出て,1990〜1992年に糖尿病検診の受診者をコホート集団に設定して調査を行いました。

死因を心血管疾患(心筋梗塞,心不全,脳卒中など)に限ると,正常耐糖能と比べると糖尿病の死亡は3倍,耐糖能障害IGTは2倍ということがわかりました。しかし,空腹時血糖だけで再分類すると,IFGで心血管疾患死亡は正常空腹時血糖に比べ必ずしも多くはなかったのです。

同じ1997年にアメリカ糖尿病協会は糖尿病の新しい診断基準を提案し,IFGという新しいカテゴリーを提唱しました(図14)。しかしIFGにする根拠も,下限が110mg/dLである根拠も,IFGが心血管疾患のリスクである疫学的なデータもないのです。非常に疑問を感じたのです。

IGTが心血管疾患のリスクということは,世界でさまざまな研究が出ていますが,久山町の研究によると,正常に比べると,IGT糖尿病は虚血性心疾患,脳卒中発症において,2倍3倍という関係になっています。こういうことから,死亡も2倍3倍という関係にあるのではないかと思われます。

1990〜1992年の舟形町の糖尿病検診の概要を図にしました(図15)。6年間で124人が亡くなっています(図16)。

正常とIGTと糖尿病の3つの群でみていくと,やはり一番多かったのはがんですが,がんは33:11:4だから,分母を比較すると決してがんで糖尿病の人は亡くなっていない。脳血管疾患が11:8:4,心疾患が9:4:7なのでIGTの段階から明らかに増えているとわかります。IGTが心血管疾患

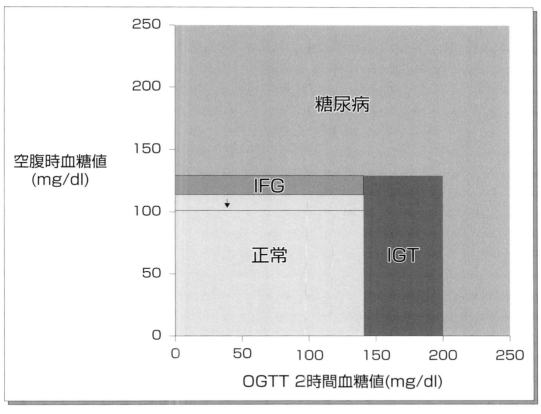

図 15 糖尿病, IGT, IFG の診断区分

死因	正常耐糖能	耐糖能障害	糖尿病	計
悪性新生物	33	11	4	48
(再掲)肺癌	11	3	1	15
食道癌・胃癌	9	1	1	11
大腸癌	5	1	1	7
肝・胆・膵癌	4	4	1	9
その他	4	2	0	6
脳血管疾患	11	8	4	23
(再掲)脳梗塞	3	5	2	10
脳出血	4	1	1	6
くも膜下出血	3	2	0	5
その他	1	0	0	1
心疾患	9	4	7	20
(再掲)心筋梗塞	3	2	4	9
心不全	5	2	3	10
房室ブロック	1	0	0	1
肺炎	6	1	2	9
不慮の事故	5	1	1	7
自殺	5	0	0	5
糖尿病	0	0	3	3
腎不全	2	0	0	2
肝硬変	1	0	0	1
その他	2	1	2	5
合計	75	26	23	124

図 16 コホート集団別死因別死亡数

I. 糖尿病疫学研究　舟形スタディは日本の糖尿病診療をどう変えたか?

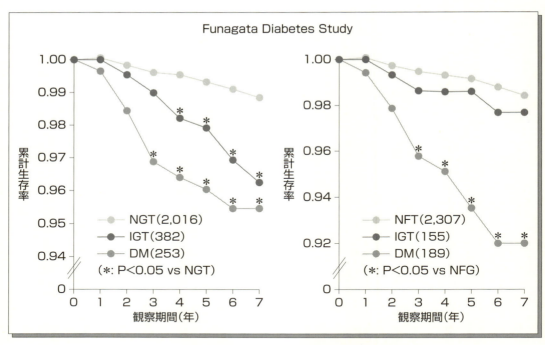

図17　心血管疾患死亡に対する耐糖能異常の影響
(Tominaga M et al: Diabetes Care 22:, 1999)

のリスクだということがわかります。
　IFGはむしろ正常に近く，有意差が7年待っても出てこないので，リスクとはいえないのです（図17）。
　1999年「Diabetes　Care」（写真）にこの論文が発表されたのですが，今月の注目論文ということで表紙に紹介されました。アメリカ糖尿病協会はOGTTをやめて空腹時血糖でいきましょうといっているのに，舟形研究ではそれはまずいといっている論文なわけです。つまりADAに楯突いている論文を注目論文として紹介するあたりはADAの度量の深さを感じました。この発表がきっかけの1つになり，ヨーロッパのDECODE研究と同じであることが発表されました（図18）。
　空腹時血糖値が110mg/dL以下であったとしても，ブドウ糖負荷後2時間血糖値がIGTの領域，糖尿病にある人たちは血糖値が高い人たちと同じくらいのリスクをもっているということなので，負荷後血糖値のほうが心血管疾患のリスクを評価するのにより大切であるという言い方をしたのです。2000年のヨーロッパ糖尿病学会で舟形町スタディとDECODE研究が同じである，負荷後血糖値が大切であることがニュースとなり，世界を駆け巡ったのです。DECODAというアジアのスタディの発表も同じでした（図19）。
　糖尿病に特有な最小血管障害である網膜症がどこから起こるかという疫学研究があります（図20，21）。126mg/dLから上がってくるということで，糖尿病の診断基準として，126mg/dLを採用しているのですが，空腹時血糖

I. 糖尿病疫学研究　舟形スタディは日本の糖尿病診療をどう変えたか？

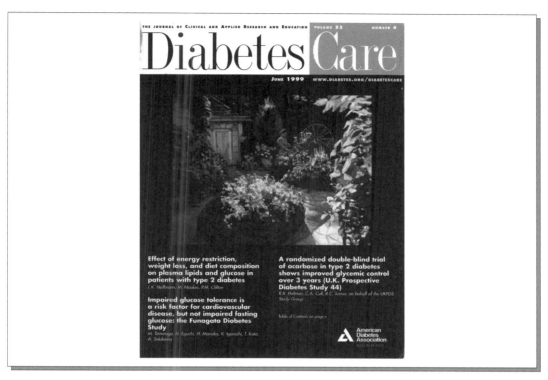

写真「Diabetes Care」

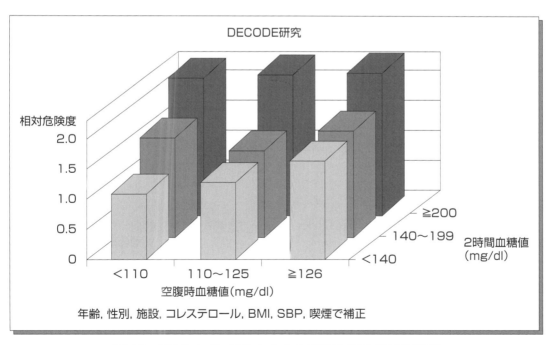

図 18　FPG と 2h-PG からみた総死亡率の相対危険度
(DECODE study group: Lancet 354, 1999)

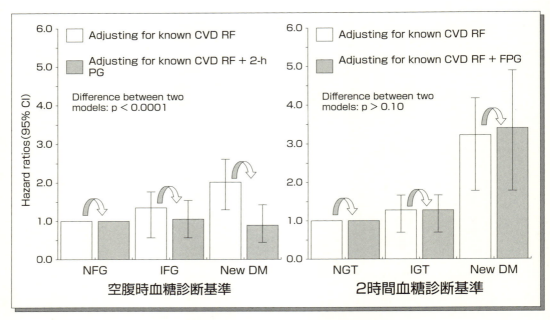

図 19　心血管疾患死亡に対する空腹時血糖値のリスクはブドウ糖負荷後 2 時間血糖値で補正すると有意でなくなる
（DECODA Study Group. Diabetologia, 2004）

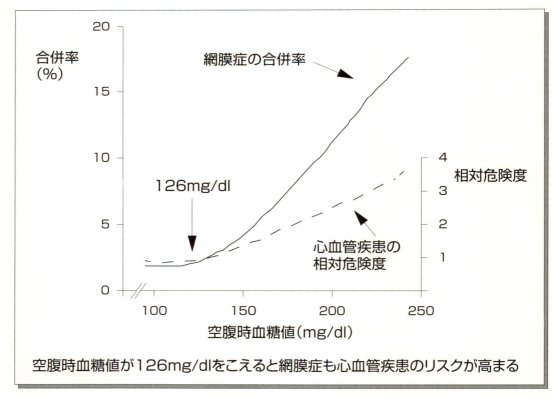

図 20　空腹時血糖値と糖尿病の合併症の模式図

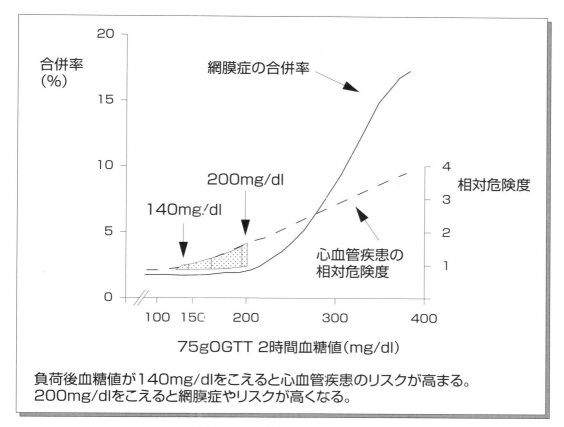

図21 ブドウ糖負荷後血糖値と糖尿病の合併症の模式図

値で判断する限り，126mg/dL以下にすれば網膜症や心血管疾患のリスクは消えるし，以上になればリスクは上がるという点で一致しています。

ところが同じことを，2時間血糖値でやってみると，200mg/dL超えると網膜症の合併率が上がってくるのですが，心血管疾患の危険度は120mg/dLくらいからじわじわ上がってくる，ここで差が出るわけです。食後血糖値が非常に高い人は網膜症の危険がありますが，やや高い人は，心血管疾患のリスクにはなるということがいえるのではないでしょうか。このような理解が急速に増えたわけです。

今ではどんな時間であれ，血糖が高いというのはまずいでしょうということや，空腹時に高いことと，食後・負荷後に高いことは意味が違うということが多くの人に理解されてきています。

このことを確認するために高感度CRP調査をしました。高感度CRPを測定すると，NFG, NGTは正常な人，IFG, NGTは空腹時血糖値が多少高くて，負荷後は正常になる人，NFG, IGTは空腹時血糖値は正常だが負荷後血糖値が高値になる人で，この人が一番多いのです。NFG, IGTは明らかに高くなるので，高感度CRPの指標からみても心血管疾患のリスクになるということを示しています（図22）。

I. 糖尿病疫学研究　舟形スタディは日本の糖尿病診療をどう変えたか？

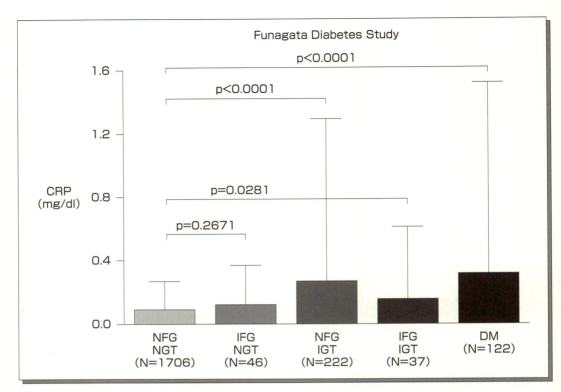

図22　空腹時血糖値および耐糖能カテゴリー別のCRP値

因子	オッズ比	95%信頼区間	p値
年齢(1歳)	1.02	1.02～1.03	0.0001
ウェスト/ヒップ比(0.1)	1.78	1.52～2.10	0.0001
高血圧	1.17	0.94～1.45	0.165
IFG	0.58	0.67～1.08	0.085
IGT	1.48	1.09～2.01	0.012
糖尿病	2.12	1.37～3.28	0.0007
HDL-Ch(1mg/dl)	0.98	0.97～0.98	0.0001

図23　hsCRP：ロジスティック解析

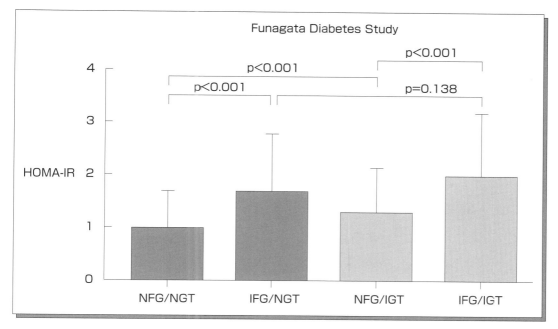

図24 IFG および IGT の HOMA-IR

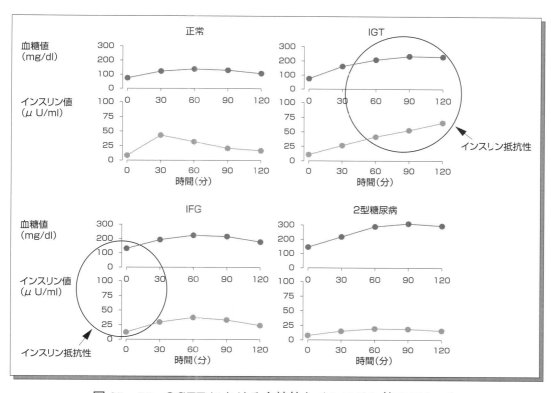

図25 75g OGTT における血糖値とインスリン値のパターン

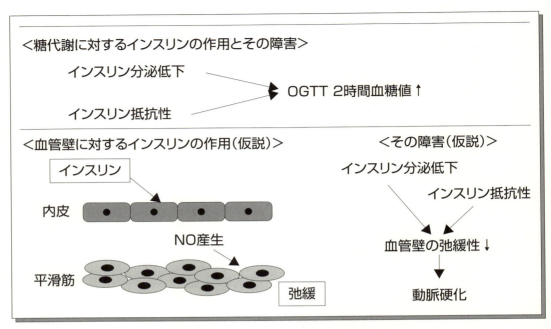

図26　OGTT 2時間血糖値と血管の弛緩機能

　これをロジスティック解析したものが図23です。IGTであること，糖尿病であることは明らかに有意に高い。境界型の領域が空腹時にあるか，負荷後にあるかによって高感度CRPの違いが出てくることが証明されました。次はなぜ，IGTはインスリン抵抗性なのか，ということで，HOMA-IRを求めました（図24）。
　インスリン抵抗性だけで説明しようとすると，IFGのほうが心血管疾患が増えなければならないが逆なのです。そこで私が考えました。
　正常な人はブドウ糖負荷試験をすると，インスリンが速やかに高くなり，このインスリンが効いて，血糖値が下がる。IGTの人はインスリンの出が悪いので，血糖値が上がるといわれていますが，これは違うと思うのです。上がったインスリンが効かないから，血糖値が上がり，さらに刺激されてインスリンが上がる，ここにインスリン抵抗性があると考えられるのです（図25）。
　インスリンの分泌低下とインスリン抵抗性がOGTT 2時間血糖値を上げている。また血管壁ではインスリンが内皮に作用してNOを産生する。インスリンの分泌低下とインスリン抵抗性が血管壁の弛緩性を下げ，動脈硬化に進む。仮説ですがこのように考えました。
　舟形町コホート研究がもたらしたものを図26にまとめました。

隠れ糖尿病の認知

　従来の糖尿病の診療医は網膜症，腎症や神経障害を起こさないことを主た

時代区分	期間	挑戦の対象
第一の時代	紀元前〜1921年	昏睡
第二の時代	1921年〜1993年	網膜症,腎症
第三の時代	1993年〜	心血管疾患

図27 糖尿病との挑戦の歴史

る目標にやってきたと思います。境界型の人には「糖尿病になってから一生懸命治療しましょう」とか,「日常生活に気をつけましょう」などといっていたと思います。軽症の糖尿病の人には「放置しておくと10年後くらいに合併症が出て,大変だから今から治療しましょう」といっていました。しかし,そうではないのです。境界型であれ,軽症であれ,動脈硬化が進んでいることなのです。「ひょっとしたら,明日心筋梗塞を起こすというリスクがあるかもしれない,今日からこのリスクを改善しましょう」というと,患者さんも納得してくれるのです。つまり,合併症の問題は10年後ではないのです。実は,軽症な糖尿病患者さんに,この人は目もわるくならないし,腎臓もわるくならないと思いながら,「今の調子でがんばってください」と毎回,診療していたのですが,「先生,あの人,心筋梗塞で亡くなりましたよ」といわれ,非常にショックを受けたことがあります。自分はきちんと治療していたのかという忸怩たる思いでした。網膜症や腎症が問題ではなく,心筋梗塞,脳梗塞をいかに防ぐかということを糖尿病専門医は自らの使命,問題として取り上げなければならないと思うようになりました。

　糖尿病の挑戦の歴史を3つに分けてみました（図27）。
第1の時代,1921年までです。1921年はバンチングとベストがインスリンを発見した年です。それまでの糖尿病の患者さんはどんな治療をしても最終的には昏睡で亡くなっていたので,昏睡が治療の対象でした。今では信じられないのですが,飢餓療法というのが当時あったらしいのです。インスリンが足りなくなると,脂肪組織から遊離脂肪酸が導入され,肝臓にいき肝臓で毒性のケトン体が出て,昏睡になり死亡したのです。そこで脂肪がなければケトン体の産生もないので,血糖値は高いが,生き延びることができる,だからガリガリにやせさせるというのも1つの方法だったらしい。バンチング

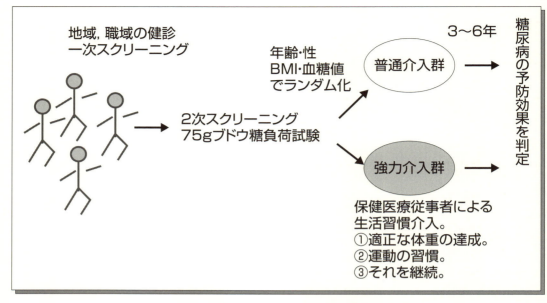

図 28　多施設による無作為割付試験

とベストがインスリンを発見して，昏睡の人にインスリンを注射すると覚醒するということになり，挑戦の対象は昏睡でした。

その後，インスリン注射をしても長く経つと，網膜症や腎臓がわるくなったりして，1921年以降は網膜症や腎症が挑戦の対象になりました。

私はちょうどこの頃医者になったので，先輩たちからは「あなたの診ている患者さんが網膜症，腎症を起こさないようにしなさい」といわれ，この治療をずっとやってきたように思います。実際最初から関わった人で極端にわるくなった人はいないので，それなりに効果をあげてきたのだと思うのです。しかし，この治療は1993年に終わっているのです。

DCCTの結果から，ヘモグロビンA1cを7%に抑えれば網膜症，腎症は起きないことが証明されたのです。その後は，心血管疾患に挑戦する時代になっていると解釈できると思います。

JDPP 研究

JDPP（Japan Diabetes Prevention Program）研究は3つ目の介入研究です。厚生労働省の班研究，国立病院機構京都医療センターの葛谷英嗣先生が班長でやられているものですが，舟形町のIGT症例がかなり参加しています（図28）。

ライフスタイルに対して，普通介入と強力介入に分けます。強力介入では，好ましい食事，運動を目的に徹底的に指導します。強力介入群には，保健医療従事者，町の保健師さんたちに生活習慣を改善してもらい，月1回のミーティングを6ヵ月くらいやり，徹底的に教え込みます。

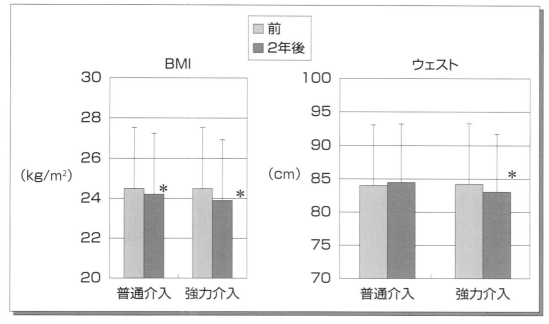

図 29　BMI およびウエスト周囲径

　普通介入群には，最初に「IGT ですから，放っておくと糖尿病になりますから気をつけてくださいね」という講演会をやります．6 ヵ月目にもう一度同じような講演会をやります．
BMI は普通介入群でも少し減るのですが，ウエスト周囲計は強力介入でないとなぜか減らない．
　糖尿病の発症をエンドポイントにします．中間報告では，強力介入群の糖尿病発症は普通介入群に比べ 60％減少しました．
　アメリカの DCCT や，フィンランドの研究に近い成績が得られています．リスクであるウエスト周囲計や，食事の習慣，運動の習慣を好ましいものに変えると，糖尿病は減るということが証明されたのです（図 29）．
　糖尿病への挑戦の対象は糖尿病を発症させないことではなくて，心血管病疾患の予防にあるということではないかと思うのです．今，J-DOIT-1.2.3 が進められているので，その結果を待ちたいと思います．
　食後高血糖ということが舟形町研究を通じて多くの人に理解されるようになってきました．そこに心臓病の専門医が興味をもったのです．ヨーロッパの研究者の報告ですが，急性心筋梗塞で入院してきた患者さんのうち，糖尿病ではないとわかっていた人に，退院するときに，ブトウ糖負荷試験をしてみたのです．すると 31％が糖尿病，IGT が 35％，正常は 1/3 しかいなかったのです．したがって糖代謝異常は心筋梗塞の手ごわいリスクファクターであることを示しています．しかし，退院後はストレスがかかっているために，糖尿病や IGT が増えているのではないか，という批判もあるので，3 ヵ

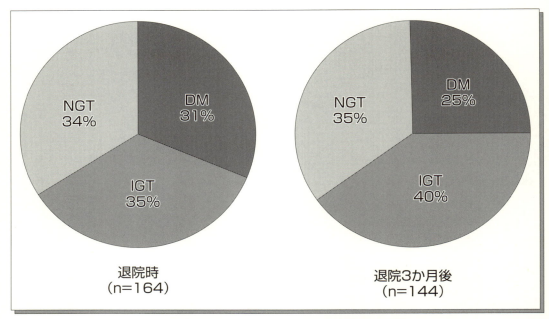

図30 急性心筋梗塞における耐糖能異常の頻度
(Norhammer et.al. Lancet 359, 2002)

	延髄外側梗塞 (n=167)	延髄内側梗塞 (n=41)
喫煙	37%	40%
高血圧症	59%	63%
糖尿病	21%	46%
高コレステロール血症	24%	29%
不整脈	20%	12%
虚血性心疾患	4%	5%

(加藤他:脳卒中 24, 2002)

図31 延髄梗塞の危険因子

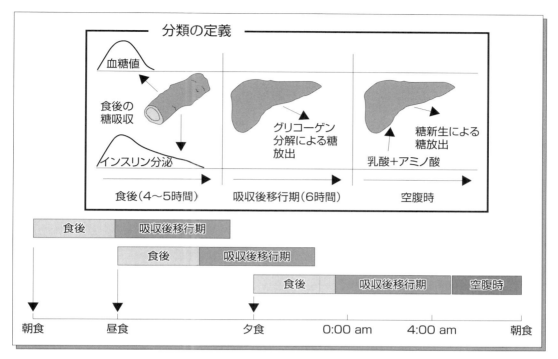

図 32 食後から空腹時にかけた糖代謝の変化に時間帯の模式図
(Mcnnier L: Eur J Clin Invest, 30, 2000)

月たって,ストレスがとれたころにもう一度調べてみたのですが,やはりIGTと糖尿病を合わせた数はあまりかわらなかった,ということを報告しています(図30)。

同じようなデータがないかと調べてみました。山形大学第3内科の加藤教授がまとめたものがあります(図31)。延髄梗塞をまとめたものですが,糖尿病が大きなリスクファクターであるというのは間違いないという説明があります。

高血糖の話をするときに食後とは何か,空腹とは何かが議論になります。検査は判定しやすい安定した代謝状態でやります。空腹時で行えば食事や運動の影響を受けにくいのでわかりやすいといわれていたのです。食事をすると腸管から糖が吸収され,インスリンが分泌されて,食後の糖の吸収に伴う代謝状態になりますが,そこで肝臓でグリコーゲンに形をかえて蓄えられます。食事をしない状態でもグルコースは消費されるので,グリコーゲンからグルコースとして血中で放出して,血糖が維持されます。いずれも食事の影響を受けているわけです。

空腹時の代謝に乳酸やアミノ酸を材料として肝臓で糖を作り,グルコースを作り,糖新生が起こり,血糖を維持しています。1日3食摂る現代人の本当の空腹状態は朝の2～3時間に過ぎず,食後高血糖が動脈硬化と関係あるとするならば,空腹時で判断すること自体が間違いで,食後において正しく判断されるべきではないかと思います(図32)。

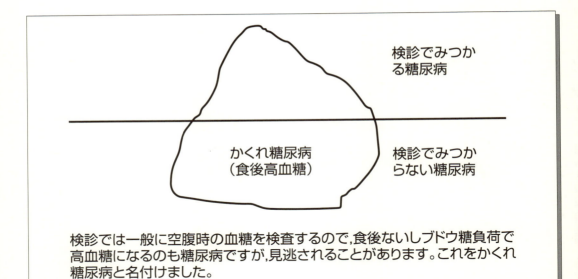

図33　かくれ糖尿病

　レムナント様リポ蛋白（RLP-C）の日内変動を田中明先生が発表しています。RLP-Cは動脈硬化の原因になるといわれていますが，正常の人はあまり動かないが，糖尿病の人は空腹時でも大きく動くので，むしろ食後のほうがわかりやすい。

　これは，Cerielloという酸化ストレスの研究者が述べていることですが，食後において，高トリグリセリド血症，抗酸化物の消費亢進，LDLの酸化亢進，血液凝固系の亢進が起こり，酸化ストレスが増えます。すべて食後に起きていることで，1日3回血管内皮細胞で起きていることを示していますが，糖尿病になると，さらに障害が強くなることを示しています。

　食後の高血糖をきちんと抑えたら心血管疾患は予防できるかという研究を今，全世界でやっています。ただ1つ，STOP-NIDDMという研究が発表されています。IGTに対して，アカルボースという食後高血糖を抑制できる薬物を用いて治療すると心血管疾患が予防できることを証明した研究でもあります。

隠れ糖尿病

　心筋梗塞のリスクがあまりはっきりしないのに発症したという人がいます。空腹時検診は正常だったが，よく調べてみると，食後の高血糖であり，糖尿病だという人もいるので，空腹時検診で見逃される人も結構多いのではないかと思います。これを隠れ糖尿病と呼んだのは，私が最初らしい（図33）。

　心血管疾患のリスクは糖尿病の人は健康な人の3倍，食後高血糖の人は2

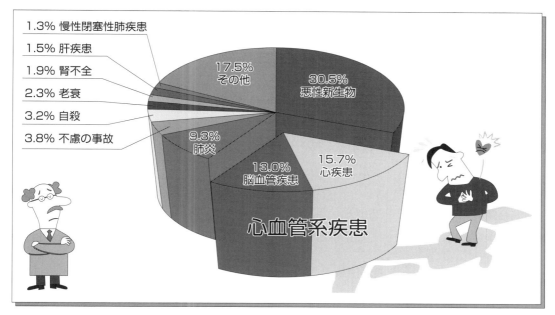

図 34　現在，日本の約 30％の人々が「心血管系疾患」で亡くなっています
（厚生労働省「人口動態統計」平成 15 年より一部改変）

倍になります。こういうことは，空腹時だけみていてはわからないのです。
　2006 年 9 月 6 日放送の NHK「ためしてガッテン」では糖尿病の 3 つの新事実が発表されました。1 つは食後高血糖は太い血管も傷つき脳梗塞，心筋梗塞の原因になることです。2 つ目は糖尿病診断には空腹時の血糖値は正常であっても食後高血糖もあり，これは隠れ糖尿病と呼べることです。
　3 つ目は，心血管疾患の予防と治療には運動と食事が大事ですが，食後血糖値を自分で測定し確認することが動機付けとなる，ということでした。
　食後高血糖をどのように評価するのかは難しい問題です。
　ブトウ糖負荷試験で血糖値が 140mg/dL 以上はおそらく食後高血糖だと思います。ではどこから，食後高血糖になるのか。芳野原先生と共同研究でキューピー食品からエネルギー・脂質調整セット食を出しました。テストミールとして使えます。
　ブトウ糖負荷試験の翌日，テストミールを食べていただき比較しました。糖尿病の人はやはりテストミールでも血糖値が高くなります。OGTT で血糖値が高い人は普通の食事でも高くなるということが唯一証明できました。

健康日本 21 と特定検診

　現在日本では 1/3 ががん，1/3 が心血管疾患で亡くなり，そのほかが 1/3 になります（図 34）。
　健康な日本にしていくためには，病気を減らさなくてはならないのですが，がんを減らすことは難しい。心血管疾患はリスクファクターがはっきり

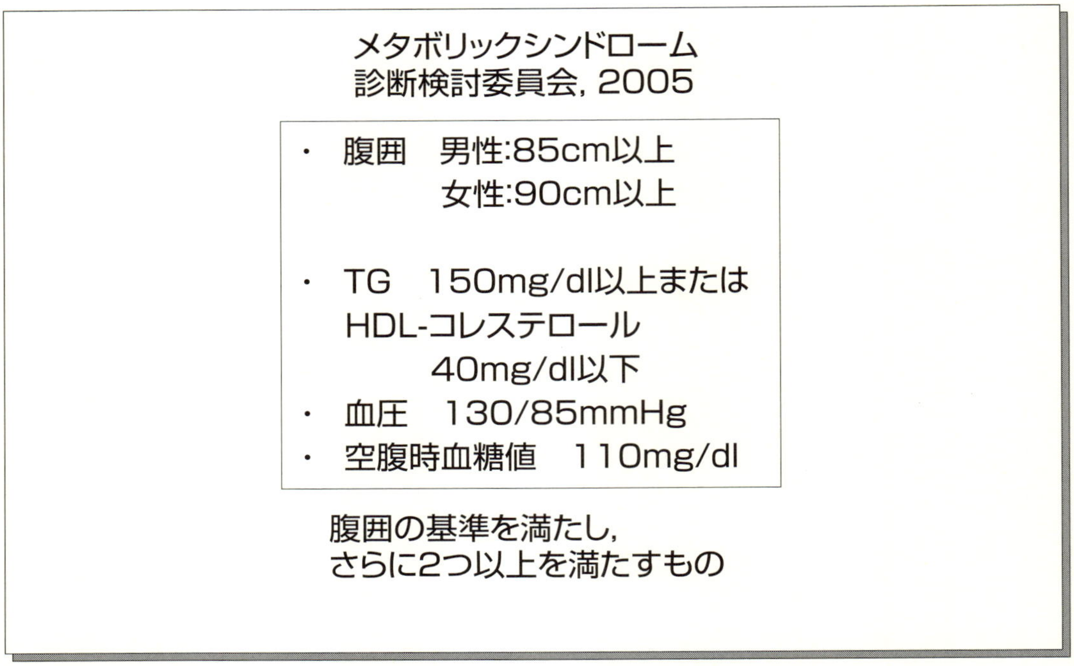

メタボリックシンドローム
診断検討委員会, 2005

- 腹囲　男性:85cm以上
　　　　女性:90cm以上

- TG　150mg/dl以上または
　HDL-コレステロール
　　　　40mg/dl以下
- 血圧　130/85mmHg
- 空腹時血糖値　110mg/dl

腹囲の基準を満たし,
さらに2つ以上を満たすもの

図35　メタボリックシンドロームの診断基準

していて，生活習慣の改善でできるので，心血管疾患に焦点を当てて減らしていくことが重要で，そうしないと少子高齢化の中で保険財政が破綻していくことになります。

　今後の少子高齢化を見通したときに単に寿命を延ばすというのはあまり意味がない。つまり，要介護期間をできるだけ減らして，健康寿命を延伸させることを主眼とする対策をとらなければならないということで，健康21計画が作られたのです。

　その背景には，食事エネルギーおよび脂肪摂取の過剰があり，それが肥満の原因となっています。特に内臓脂肪の蓄積に関係し，アディポサイトカインがあり，インスリン抵抗性，高血圧，耐糖能異常，高脂血症があって，動脈硬化さらに心血管疾患になっていきます。これらを少なくするためには，メタボリックシンドローム対策が今後大切になってきます。

　メタボリックシンドロームの診断基準も紆余曲折の中，できました（図35）。

　日本のメタボリックシンドロームの診断基準はウエスト周囲径が，男性85cm以上，女性90cm以上です。これを条件として高脂血症，高血圧症，高血糖の3つのうち2つがあればメタボリックシンドロームといっていますが，高血糖は110mg/dLになっています。これは日本糖尿病学会の診断基準です。

　ウエスト周囲径も世界各国違っていますが，男女逆転しているのは日本だ

新潟こばり病院
　佐々木　英夫

山形大学医学部液性病態診断医学
　五十嵐　雅彦
　平田　昭彦

山形大学医学部生命情報内科学
　加藤　丈夫
　大門　真
　栗田　啓司
　大沼　寛
　大泉　俊英
　山口　宏
　亀田　亘
　神部　裕美

山形大学医学部附属病院検査部
　大津　信博

山形大学医学部視覚病態学
　山下　英俊
　高村　浩
　川崎　良

山形大学医学部公衆衛生学
　深尾　彰

寒河江市立病院内科
　間中　英夫

公立置賜病院内科
　江口　英行

大島病院内科
　五十嵐　仁子

山形済生病院内科
　杉山　和彦

ものうファミリークリニック
　斎藤　保

ピッツバーグ大学公衆衛生大学院
　関川　暁

国立病院機構京都病院
　葛谷　英嗣
　坂根　直樹

東京女子医科大学糖尿病センター
　中神　朋子

舟形町
　伊藤　ミエ子
　伊藤　孟
　渡辺　幸子
　沼澤　富美子

すべての人々に感謝！！

図 36　舟形研究に携わった人々（平成 19 年当時　敬称略）

けです。
　メタボリックシンドロームの目標とする健康問題は心血管疾患の予防にあります。こうした議論に舟形スタディのデータもいくらか貢献してきたと総括できると思います。

　舟形町スタディにかかわってきた人たちすべての人々に感謝（図 36）。

糖尿病疫学研究　舟形スタディは日本の糖尿病診療をどう変えたか？

Ⅱ. 座談会
舟形町糖尿病検診を振り返る

出席者

伊藤ミエ子 元山形県舟形町健康福祉課　課長補佐
渡辺　幸子 元山形県舟形町健康福祉課　課長補佐
沼澤富美子 元山形県舟形町健康福祉課　課長補佐
渡部新太郎（進行）多摩大学医療・介護ソリューション研究所　副所長
平成 19 年 9 月 7 日（金）於：舟形町（その後加筆修正）

渡部　舟形町の糖尿病検診について第一線の保健師の立場で関わられておられた 3 人の方々に当時のお話をお願いしたいと思います。

伊藤　舟形町役場に就職したのは昭和 38 年です。

　糖尿病検診は，昭和 54 年に舟形町の富長・堀内地区から始まりました。僻地に該当する地域で，学校から遠い地区の中学生は冬季になると冬季分校宿舎に入って勉強し受験の準備をするという状況にありました。そうして頑張っている子のお父さんが心疾患により急に亡くなり高校受験もあきらめざるを得ないという痛ましい出来事がありました。お父さんは非常に優秀な地域のリーダーで皆に惜しまれた方でしたが，40 代の若さでした。

　命，とりわけ若い人の命って大事だね・・ということが地区民の胸に刻まれたことにより，病気になってから医者にかかるのではなくて，予防する，病気にならないように健康づくりをしなくてはならないのではないか，という機運が地域の中に芽生えました。

　その頃，保健婦（現在は保健師）は，国保保健施設という名称で，国民健康保険の被保険者の健康管理を目的に家庭訪問を中心にした活動に従事していましたが，高血圧をはじめとする成人病の増加に対してどのような予防対策をとるべきか検討されていた時期でもありました。

　昭和 53 年からは，国民の健康づくり運動の推進という国の施策のもとに，国保特別会計から一般会計の保健婦（師）に身分が移譲され，全町民に対する健康づくりに関わる取り組みになりました。当時は衛生係で健康づくりを担当していました。

　衛生係に加藤さんという富長・堀内地区の出身で非常にまじめな人がいまして，「健康づくりに取り組みたい。自分の地域で自分が中心になってでき

ることをしたい」という声をあげていただき，そこから地域で健康づくりを進めようという運動が始まったように思います。保健所でも，健康づくりとか地域活動という言葉が非常に重要視された時代で，地域の声に対して，みんなでバックアップしましょうと言ってくださり，移動保健所という事業も始まりました。検診の大事さをみんなに根付かせたいという思いから，組織づくりについても話し合いました。みんなで検診の呼びかけや健康づくりの知識の普及もできる組織にしたいということで，会長の下に隣組長その下に受け持ち世帯を持つ連絡員で構成する地区の全戸につながるピラミッド型の組織が出来上がったことが，糖尿病検診の取り組みの大きな力になったと思っています。

　地域の中で，病気になってから医者にかかるのではなくて，健康の保持，病気にならないように予防しようという意識の高まりがあったところに，国の健康づくり施策の後押しや，保健所が地域と一緒になって健康づくり事業に取り組むという姿勢，町の健康づくり担当者が地域の住民だったことなどすべてのものが一緒になった，非常に時期的に良いタイミングだったと感じています。保健婦（師）活動云々というよりも糖尿病検診を始めたきっかけとしてはそんなことだったように思います。

　糖尿病検診の話を持ちかけてくれたのも保健所でしたし，最初の話は保健所の保健婦（師）さんからあったと記憶しています。それが地域の中に糖尿病検診が入った始めだったのではないかと思います。

　ちょうどその時期にスタッフとして，課長が，やはり同じ富長・堀内地区の木島さんという方が，保健婦（師）の活動，健康づくりの大切さを理解してくださり，一緒に地域の健康づくりに取り組んでくださいました。

　また，当時の町長は社会教育に明るい方で，掲げた方針が，地域づくりでした。文化活動や健康づくり活動などの重点地区を設けて，活動の拠点づくりに力を入れていました。また，一人一運動というような言葉を使って運動の普及に努めたり，健康づくりにも非常に一生懸命だった方でした。私たちが糖尿病検診をごく自然な形で自分たちの地域の中に受け入れたいと思った背景には，保健婦（師）の活動に理解を示してくださる方々に恵まれ，支えられていたということが大きかったと思います。非常に幸せだったなと思っています。

　それで山形大学医学部第三内科の富永真琴先生と一緒に糖尿病検診が始まったわけですが，糖尿病という言葉は当時，贅沢病だと・・・金持ちの人しか罹らないというようなイメージの病気でした。私たちの意図は，「まず，自分の健康に関心をもちましょう」ということを，糖尿病検診を窓口にして進めていきたいというものでした。

　そのため検診の進め方も糖尿病の発見のためというよりも「まず，自分の健康に関心を持ちましょう。家族みんなで検診に参加しましょう」ということを前面に出して呼びかけを行いました。みんなが簡単に参加できる方法として考えられたのが，20歳以上の地区住民全員に対して一次検診として尿検査を行う，尿糖陽性の方には，二次検診として精密検診を行うという方法

でした。検診の意味や詳しい方法について，すべての町内で夜間の説明会を行いました。

そのほかに，地区のリーダーに対する説明会，足になって勧奨してくれる連絡員の人たちに対する説明会と，順番を立てて説明会を行い，糖尿病予防の必要性について教育していったように思います。

尿検査の容器は，醤油のタレ瓶の一番大きなものを使用し，一人ずつ名前を書いて配布しました。一軒に7人も8人も家族がいた時代です。隣組長さんから連絡員そして各世帯へと説明を加えながら配布していただきました。

夕食後2時間尿ですので，夜の9時頃の回収になります。町内の衛生組合長さんの所に集まっている検体を町職員が回収して歩きました。笑い話ですが，尿検査当日の夕方，周知徹底を図るために広報車で町内を回ったときに，怒られたんです。尿検査なんていってもわからないので「今日はしょんべん採りの日です」と言ってくれと。なので「今日はしょんべん採りの日ですので，夜9時まで忘れないで採ってください」とマイクで広報して回りました。暑い時期ですので，大量の氷を買ってきて，母子センターの浴槽に検体と氷を入れて保存して，次の日に検査するという方法でした。

現在は即日検査になっていますが，当初は，検体の保存にこんな苦労話もありました。

これも笑い話ですが，検査していたら，家族の全員がプラスだった家があり，こんなことはないのでは？と電話で問い合わせてみたら，「隣組長さんが来て，早く出せっていうものだから，父ちゃんがみんなの容器に入れてくれた」とのこと。

こんな話に代表されるように，とにかく地域のことにはみんなで協力しなくてはという意識がとても強い時代でした。こんな笑い話も出ながら，糖尿病検診が地域のお祭りのひとつのような感じで，尿検査の夜になると地域，家族で声をかけあった。当初は，そんな地域の雰囲気があったのではないかと思います。

精密検査の1年目は耳朵血での検査でしたが，2年目から静脈血の採血になりました。

今では考えられないのですが，精密検査は尿糖の陽性者だけを対象にして実施したんですね。尿糖でチェックすると陽性者というのはごく少なく，初年度は800件くらいの尿検査で陽性者は27人でした。

地域みんなで取り組むことを通して，糖尿病検診ばかりではなく，その他の集団検診の受診率も上がっていったのは大きな成果でした。

そういう検診をすることによって，運動も大事だし食事も大事だというようなことから，それでは食事に気をつけるような勉強をしましょうということで，食生活改善推進員という組織ができたのです。その時は，糖尿病食という言葉より，減塩食やバランス食を主とした内容だったと思います。

渡部 糖尿病に対してはどういうふうな説明をされたのですか。

伊藤 あとになって糖尿病は，「病気の問屋だ」など，きつめの言葉を使い

ましたけども，当初は，まずは糖尿病検診を受けてほしい，受けることによって，健康づくり全般に対する関心を深めてもらいたいという気持ちでした。目標として掲げた「糖尿病予防は，すべての生活習慣病の予防につながるもの。健康づくりの基本である」という言葉は，その時から生まれたように思います。

　住民は糖尿病について，今みたいに合併症につながる深刻な病気とは考えていませんでしたので，まずは糖尿病予防を通して健康づくりにつなげていけたらよいな・・と，そういう思いで臨んだ糖尿病検診の取り組みだったと自分は考えています。

渡辺　尿糖プラスの人だけが，精密検査の対象となるので，糖負荷試験を行う人数はごくわずかでした。一次検査の食後2時間尿検査は，誰でも簡単に参加できるということで，地域の受け入れもよく取り組みやすかった。尿検査という簡単な方法なので20歳以上という若い年齢の方にも参加していただけたのはとてもよかったと思う。全員の糖負荷試験を実施する時代ではなく，尿糖スクリーニングが一般的だった頃なので家族ぐるみの尿検査は地域の健康づくりの士気を盛り上げる大きな役割を果たしたと感じています。
実際に，集団検診の受診者数が2倍，3倍と増加しています。

伊藤　尿検査だけから入るというのは何年続いたんだっけ？

渡辺　尿糖スクリーニングは，平成元年まで実施していました。

伊藤　10年くらい継続してくると，尿検査から尿糖プラスの人だけを拾うというような検診のやり方に疑問を持ち始めるようになったのです。

渡辺　尿検査をしてそこから，プラスの人だけを拾って糖負荷試験をするという，ごく限られた人を対象とした検診のやり方で，各地区3年ずつ，10年経過した頃に全国的にも糖尿病患者が増えてきて，尿糖スクリーニングだけでは不十分ではないのかということがいわれるようになりました。そのことを受けて，平成2年には，国の疫学調査としての検診となり，40歳以上の住民全員に糖負荷試験を行う大がかりな検診になりました。

　検診を終えてみたら想像以上のびっくりする結果が出たことで，舟形町の糖尿病検診の取り組みが新聞等で大きく取り上げられるようになったというわけです。

伊藤　そもそも糖尿病というのは，尿に糖が出ると糖尿病だという説が一般的で，尿検査をして診断するというのが常識でした。尿糖陰性の人からも糖尿病と診断される人がたくさん出たことに驚きました。

渡辺　境界型について，検診を始めた当初に聞いた記憶なのですが，「体質は変わらない，境界型の人はずっと境界型だ」と聞いていたのです。けれども，実際は違いましたね。境界型から糖尿病型に移行した人もたくさんいます。

　体質だから仕方がない，ちょっと数値が高いだけだから大丈夫，その当時は糖尿病についてそんなふうに考えていました。尿検査は，糖尿病の発見のために絶対に必要なものとして捉えていたように思います。

伊藤　尿検査が主流でしたので，尿糖陽性者はごく少なく，初年度の精密検

診受診者は25人でした。しかし，はじめての取り組みなので，先生方も町に1泊して早朝検診に備えるという，とても大掛かりなものでした。どのようにして検診をすすめるか，先生方と夜遅くまで打ち合わせをしたことを思い出します。

　私たちは，先生方の食事担当の当番を決めたりしながら，少人数でとても家庭的な雰囲気で検診に臨んでいました。もちろん，検体は先発隊がすぐに大学に持ち帰りましたが。今のようにバスや車でたくさんのスタッフが会場にサーッと来て，検診終了後はサーッとみんな一斉に帰るような検診ではなかった。

渡辺　初年度の検診は気の毒でした。5回の採血と5回の採尿でしたが，耳朶血の採血という大変な検査にも笑顔で協力してくださった方々に頭が下がる思いです。3年間の継続事業として新規の糖尿病の発見に努めました。

　富長・堀内地区になった昭和57年あたりから，高脂血検査なども合わせて実施し，検診の内容もだんだん充実してきましたね。

伊藤　初期の検診では血圧測定は実施したけれど，心電図は入っていませんでした。

渡辺　尿検査も空腹時，1時間，2時間の3回の採尿で採血して，その後採尿して，時間を見ながら受診者も検査をする人も，とても忙しい方法でした。採血は，耳朶血で5回からはじまって，翌年の55年からは静脈血で30分毎の5回になりました。で，検診を続けていくうちに，空腹時とブドウ糖負荷後2時間でとらえても判定できるということがわかってきたんですよね。

渡部　5回も採るんですか。

渡辺　当初は30分おき5回でした。空腹時，30分後，1時間後，1時間30分後，2時間後でした。昭和60年から3回の採血になり，平成2年からは，空腹時とブドウ糖負荷後2時間の2回の採血になり，会場での尿検査は廃止になりました。現在もその方法で実施しています。

　尿糖でふるい分けることの意味は，あまり重要でないということがわかったのですが，住民の意識高揚の目的で事前の尿検査は現在も続けています。

　平成元年までは，1時間の採血が入るために待ち時間の活用も難しかったのですが，平成2年からは，2時間という待ち時間のすごし方について先生方と相談しながら，いろいろな検査を入れながら退屈せずに過ごせるよう配慮した検診になっています。

伊藤　意識付けのための検診というところもあったので，糖尿病検診だけでいいというような感じもあったのですが，平成2年から検診の方法が変わり，各地区1年の検診で3年間で町を一巡する方法になった頃から，もっと住民のためになる検診を・・という気持で検診内容の充実に向けて先生方と話し合ってきました。

　各地区3年間の継続検診という方法から5年ごとの検診という方法に大きく変わり，住民にとっては定期的に検診が受けられる好ましい形になったと思います。その頃から「合併症」という話もみんなの知識として耳に入るよ

うになっていました。検診後は，結果に基づいた健康教室を実施していますが，5年後の検診が回ってくる頃には，糖尿病は，いろいろな病気のもとになっているんだ，軽いうちに見つけることが大事だという意識が地域でも高まってきたように感じます。

　そこで，私たちも先生方との打ち合わせをする時に糖尿病検診だけでなく合併症を見つけるための検査も入れてほしい，心臓とか血管の状態を調べてほしいとか，お酒を飲む人が多いので，肝臓検査なんかもしてもらえればということを相談させていただきました。そういう検査項目が糖尿病検診の内容として，また，代謝異常の人を対象にした合併症予防検診の内容として，受けることができるようになり，とても充実した検診になりました。最初は，ごく単純に尿検査から始まったものですけれどね。

渡辺　当初，3年間の継続検診としたのは，検診を3年間継続すれば，3年目には新しい陽性者はあまり出てこないのではという予想で，富永先生も3年と設定したように聞いています。そして事実，3年目には新しい陽性者はほとんど出てこないという状況でした。

　平成2年までの10年間というのは，町の健康づくりモデル地区活動のもとで糖尿病検診を進めてきました。モデル地区に設定した3年間は，総合的な健康づくり活動を展開しましょうという計画で，健康教育や，組織づくりなどの働きかけをしながら，地域にいろいろな情報を提供しながら，住民の健康意識を高めるような活動をしてきたというところはありますね。

　「健康まつり」というイベントをやってみたり，食生活改善推進員，今は大きい組織になっていますけれども，その育成の始まりも昭和54年の富長・堀内地区からでした。

　組織を育成し，その組織のお母さん方が中心になり地域で「健康まつり」を開催し，健康情報の普及をしていくという活動を通して，みんなの健康意識を高めるよう働きかけてきました。　健康づくりのモデル地区，拠点づくりという形で，1地区，3年間の活動として住民と一緒に取り組んで来たように思ってます。

渡部　ブドウ糖負荷試験も昭和54年からやっているんですね。

渡辺　それは尿糖が出た人だけについての試験です。800件の尿検査から陽性者は27人で，そのうちブドウ糖負荷試験を25人受けて受診率では92%に達しているんですけれども。

渡部　資料があったのですか？

渡辺　ずっと前からの経過を一覧表にまとめた資料で，その年その年のまとめはきちんと整理してあります。平成14年度で10年目の節目にあたるということで，作ったもので，あとに平成18年までの結果をつけ足してまとめたものです。

　山形大学で発表したものと少し違う数値もあるようですが，人口補正とか統計的なものは難しくて，よくわかりません。町のまとめは，対象者に対する受診者の状況　その結果を確実に一人ひとり把握して整理し，その数を集

計したものです。

　モデル地区指定の3年間，糖尿病検診のたびに糖尿病については，何回も同じことをしつこく取り上げて説明しているので，糖尿病という言葉や，どういう病気なのかということについて，知らない人はいなかったのではないかなという感じでした。

渡部　非常に早い時期に糖尿病が，名前とかいろいろ普及したんですか？

渡辺　そうだと思います。糖尿病は，いやな病気だという受け止め方にならないよう，広報用チラシなどのサブタイトルには「糖尿病で健康づくり」という言葉を前面に出して使ってきました。糖尿病を入り口にした積極的な健康づくりという意味です。なので，糖尿病だと恥ずかしいとか，糖尿病がいやな病気だという意識は他のところよりは少ないのではないだろうかと感じています。早めに見つければ怖い病気ではない，という意識をもっている人も増えてきていると思います。

伊藤　限られた人だけが罹る病気ではなく，誰でもなる病気だということをいろいろな場で説明しましたね。車の普及や，今の便利な生活環境では，誰でも糖尿病になる可能性があると。検診で見つけられる人は，重症の人は少ないのですが，でも，糖尿病だといわれた人がやっぱり嫌だなあと思う気持ちはわかります。検診で見つかった人ではないのですが，壊死のために足を切断した人がいました。

どうしてわからなかったのか，足を切るまでに何で見つけられなかったのか，と残念なのですが，糖尿病はあのような大変な病気だ，なりたくない病気だという印象を与えてしまう事例が町内の身近なところでありました。

　検診で見つかる人は，ここまで重症化していることはまずない，早めに見つけて，早めに気をつけましょう，という話をさせてもらっています。

渡辺　始めの10年間というのは，地域活動としてはとても充実していた期間でした。10年というのはかなりの年次的経過ですので，人の生活が変わってきますし，労働条件なども変わってきました。平成元年あたりになってくると，町外で勤める人が増えてきました。

　前は，地域の人といろいろなことができるという基盤が整っていて，一緒になって活動できた時代でした。平成2年あたりからは，地域単位での活動が難しくなり，いろいろな事業を中央でするような形に切り替えて実施した時期でした。活動の多くを，中央公民館を使ってやりましょうとか，保健活動の流れが中心部に集中する方向にありました。いろいろな工夫をしたのですが，なかなか地域と密着した活動というのが難しくなり，だんだん関わりが薄れてきています。みんながとても忙しくなった時期と，糖尿病が増えてきた時期とが，ぶつかっているような感じがします。

渡部　仕事を始めていかがでしたか？

伊藤　最初の頃，山形大学の関川先生が担当されていた時期は，糖尿病と診断された人に対するはじめての指導ですので，健康教育のコースもきちんとしたものがあって，みんなで勉強しながら取り組みました。食事の指導とと

もに，合併症は絶対に起こさないようにということを目指して，有所見者を対象にして健康教室を開催しました。糖尿病検診とは別に，平成5年からは合併症予防検診というものを実施しています。

渡辺　合併症予防検診は，糖尿病検診が3年間で町を一巡したあとに，5年後の検診が来るまで2年間の空きがでるので，そのときに実施しています。

　健康教室は，検診前の説明会と検診後の報告会として行いました。検診前の教室は最上郡の医師会の先生方の協力をいただいて，町内毎に実施しています。当初は，糖尿病についての知識もない時期だったこと，新庄市の先生の講話が聞けるということでたくさんの人に集まってもらえた。それが2回，3回と繰り返されてくると，ああ，前に聞いた，糖尿病のことは十分わかっているということも手伝って，結果の報告会でも回を重ねるごとに参加する人が少なくなっている現状です。若い人，とりわけはじめて対象になる人の参加が少ないことも残念に思っています。

伊藤　以前は，糖尿病に対する関心が強かったというよりも，みんなに健康になりたいという願望があったように思う。

渡辺　あの頃は，町外の先生が出向いてきてくれることなんて，めったにない機会ですし，住民も喜んで参加してくれた。今は，わざわざ出かけなくても，テレビを見ればよいとか，別のものでいくらでも詳しい情報が得られるようになった時代なんですね。なかなか難しくなったなぁと思います。以前は，案内すれば，集まってもらえた。今の若い人は，夜も忙しく時間的な余裕がなくてかわいそうだなと思うこともあります。

伊藤　自分だけではなくて，息子の時代にもこういう検診は受け継いでほしい，そういうふうに地域の人たちも言っていました。そのくらい糖尿病検診というのは地域の中で大事なものだとして受け止められていた。これを受けることによって，自分が糖尿病であるかどうか確認できるし，高脂血症（脂質異常症）の有無も確認できると。

　そのうちに老人保健法に基づく集団検診が始まってきて，情勢の変化もあって，みんなの気持ちも多様化してくるんですね。

渡辺　平成2年の結果から血糖値の重要性が明らかになりました。それで職場検診も内容の充実が図られるようになったし，いろいろな検診がそれぞれの部署で実施できるようになって，地域の検診がすべてではなくなったことも，受診者の減少の一因になっているのではないかと思います。

　ただ，きちんとした検診が職場検診で実施されているのかどうかということが，こちらとしては気になることなので，町の検診は糖負荷試験だから，職場検診とは内容が違います。5年に1回の検診をみんなで受けましょうということを，再三言っているのですが，なかなか乗ってくれない人も増えている状況になっています。職場で受けたからということで，特に若い人の受診率が低くなっています。糖負荷試験が入っている職場検診は少ないと思うのですが。

渡部　伊藤さんは何年から何年までこちらに。

伊藤　私は，これが始まる前からですから・・，昭和38年の10月から来まして，そして平成10年に退職しました。

渡部　そのあとを引き継がれたのは，渡辺さん。

伊藤　富長・堀内がモデル地区に指定されたときに，渡辺さんが就職してきて，その富長・堀内地区の担当になったんですよね。

渡辺　保健婦（師）の地区駐在制という珍しい形で配属になりました。健康づくり重点地区という施策が町長の方針にあって，舟形町では駐在制ははじめてでした。

　富長・堀内地区に2年間，昭和54年から55年までいました。

伊藤　富長・堀内地区にいろいろな事業を集中して行いました。

渡辺　昭和44年にできた母子センターの中に役場の出張所があって，そこに駐在していました。

伊藤　もともと出張所というのは別のところにあったのです。富長・堀内地区は，堀内村だったのが昭和29年に合併したため，そのときの庁舎が出張所になっていたのです。町の中心部から最も遠い，最上川の西側にあって，山間の地域になっています。住民の受け入れの非常に良いところで，ほっとする地域でした。

　農業中心で，その頃はまだ囲炉裏だったし，日中でもみんな地域の中にいましたので，囲炉裏端に座って一緒に話して「これこれ・・こうなのよ・・」と，ひざをつき合わせた関係がありました。

渡辺　以前の保健婦（師）活動は，家庭訪問を中心に，地域と住民と保健所とのつながりの中で活動してきました。いろいろな活動の実施についても保健所の保健婦（師）と相談しながら取り組んできた経過があります。

伊藤　今でもそうですけれども，保健婦（師）の呼びかけによる集会には，人がたくさん集まってくれると，よく言われますが，地域の人とのつながりの成果だと感じています。

　検診や家庭訪問など，いろいろな場面を通して喜びや悩みを共有できたこと，現在のように社会教育や地域づくりの発達していなかった頃は，婦人会のない地域で料理を教えたり，いろいろなことを一緒に勉強したこともありました。

　当時の農村地区では，お嫁さんの立場はままならない時代でした。お嫁さんというのは，なかなか家から出る機会がない。昭和30年代は，そんな時代ではなかったのかと思います。

　それなら，私たちと一緒にどこかに出かけてみようか，町からの呼びかけなら，堂々と出かけられるので，施設をみてくるとかいろいろな企画を立てたりしました。

渡部　施設をみるというのは何の施設，病院とか医療施設ですか？

伊藤　社会福祉施設などにも行きましたね。皆の意見を聞いていろいろな企画をしていました。農家の人なので，市場に行って，今どんなものが出ているかとか。お楽しみ会的な内容も含めながら，若い人たちと関わっていまし

た。その人たちとのつながりに今，助けられることも多い。

　検診後の指導というのは，一生懸命やったのですが，なかなかこれがお医者さんとの関係が難しかったです。お医者さんとの関係をつなぐために，糖尿病に詳しい先生や新庄市内の医院を回って歩きました。「町からこういう患者がきます。よろしくお願いします」と。町の事業を説明しながらお願いして歩きました。

　今も悩みは同じだと思うのですが，お医者さんの受け入れの問題もありますが，基準，体制などが，医療機関ごとで違っているという問題がありました。

　お医者さんの見方も非常にまちまちで，地域の人もそこで安心してしまうということがありました。軽度の人に対して，予防的な関わりをもってくれる医療機関，日常生活での注意や定期健診を勧めてくれる先生が増えて欲しい。検診が始まった時からの問題で大学の先生方と考えてきたことなのですが難しいです。

渡部　平成２年から厚生省の糖尿病疫学調査としての糖尿病検診というのが出てきますけれども，これはどうような経緯で始まったのですか？
渡辺　詳しい経緯はよくわからないです。ただ先生からこういう形にしたいと提案されて，受けたという形です。
伊藤　糖尿病の疫学調査という厚生省の事業を山形大学医学部で引き受けていたのではないかと思います。何で山形県になったのかという詳しいことはわかりませんが，厚生省の事業に基づく検診になるという説明を聞きました。
渡辺　ただ町として糖尿病検診をずっと続けていたいという希望はもっていたので，それはどういう形であれ，先生の説明にあった形でやってみましょうと。ですから町の受け入れもスムーズでした。
伊藤　新しい形の検診になる話があって，大変に大掛かりな検診になるがどうだろうといわれて，それでもこのまま受け入れてみたいという気持ちだったと思います。
渡辺　舟形地区の昭和63年頃の検診を見ると，尿糖陽性者が100人を超す状況になり，糖負荷試験の対象者も増えてきました。尿糖陽性率が今までとちょっと違うなと私たちが感じ始めた時期だったかな。陽性者だけの検診ではダメなのではないかと感じ始めた時期だったと思います。全員の糖負荷試験ができるようになることは，とても良いことだと思いました。

　ただ，舟形地区が３年目になって新しい方式になった。昭和63年，平成元年，平成２年と３年間の検診の予定でしたが，３年目について全く別の形の検診になることを，住民にどう説明したらよいかという問題がありました。はっきりした記憶はあまりないのですが，今までは経済的な面もあって尿糖プラスの人しか精密検査ができなかったのだけれど，今度はみんなが受けられるようになりましたよというような内容の説明をしました。
渡部　富長地区というのは，３地区＝長沢，舟形，堀内ではなくて？

渡辺 前は4地区あったんですが，今度は人口割の問題で3つにわけましょうというような形になって，堀内と富長地区を合わせて一つの地域を作って，人数がだいたい平均になるように，3地区にしました。3年間で舟形町を一巡するような方式に平成2年から変えていったわけです。

伊藤 このときは，対象年齢は40歳以上になった。住民には，今までの結果を説明し，これからの検診は一段進んだものになること，40歳以上の人みんなが糖負荷試験を受ける検診になること，心電図も入る詳しい検診に変わりますということを，町内毎に夜間の説明会を行いました。

渡辺 そのときの健康講話は，新庄市医師会の先生方の協力をいただきました。

伊藤 最初の年，平成2年の検診の朝ですが，会場の学校にいってみたら，玄関から運動場まで長い長い人の列が続いていた。平成3年，4年の地区でも同様に長い列を作って待っていてくれました。受付は，朝6時半から始まるのに。あの頃は，本当にすごかったです。

渡辺 今はもうかなり違ってきている。　第1回の糖尿病検診は3年で舟形町を一巡し，それを5年ごとに繰り返してきているのですが，はじめの3年間を1期検診，次を2期検診という形でまとめています。でも，今までのように単純に地区ごとの有病率などを出せなくなってしまって，結果報告もその年には報告できなくなり，3年間終了してから舟形町全体でどうだったという山形大学のまとめを報告する形になり，今までのように身近な地域検診としての意識が薄れがちになったように思われます。

　第1期目は7～8割の受診率だったので，これはすごく高かったと思いますが，今は4期目になってかなり低い受診率になっています。

　糖尿病と診断され治療ルートに乗った人や，高齢者など対象者から除外される人も多くなっています。新規の対象者や若い人の受診が伸びないことが，受診率が下がっている原因なのですが，若い人も学校行事等いろいろな事業も多くなり参加することが難しい時代になりました。

渡部 第1期が平成2年～4年ですね。

伊藤 その5年後に検診が入るのですが，検診のない2年間に合併症予防検診とか未受診者検診を実施して，平成5年，6年はひっきりなしに検診がありました。

　この頃になると尿検査については，血糖検査さえしていれば，実施しなくとも良いことが明らかになっていたのですが，尿検査が始まれば，そのうちに糖負荷試験があるのだなという前ぶれ的な意味で大事にしていました。すごく手間はかかるのですが，夕食後2時間尿検査は継続してやりましょうということで，今も続けています。即日検診ということにしていますので，夜9時半ぐらいに集めてきて保健センターで検査するのですが，1年目は夜が明けましたね。器械の台数も少なくほとんど手作業だったので。

　終わったのは午前4時ごろですかね。午後10時ごろから尿検査を始めて，1,100件余を，一つひとつ，目で確かめていくやり方でしたので，目を擦り擦り頑張りました。

渡辺　次の年からは，メーカーなどの協力を得て器械での検査になりました。今は，11時前には終了できます。提出されるおしっこの数も前より少なくなっていますので，早く終わるようになっています。

伊藤　私たちもどうしたら尿検査を早くできるか，いろいろ試しましたね。
　手作業のときは，家族毎に尿を並べ，検査係と記録係の2人制で名前と結果を記入していく，器械化になってからは尿容器を立てておく道具の工夫など，そのつど工面した覚えがあります。最初は要領が悪くて大変でした。

伊藤　今は学校検診用の尿検査容器と専用の検体立がありますので，家族ごとに検体立に入れて終了。一人は容器の名前を読み上げて一人が記録係として連名簿を作成します。検査は器械で判定し，結果は番号順にプリントされて出てくる。便利な時代です。

渡部　今もやっていますか？

渡辺　今もやっています。

伊藤　住民に糖尿病検診がきたよというお知らせの意味，何十年も続いていますので，おしっこを提出して，そうすると隣組の人も今回は自分が当番だと，自分の仕事だと思ってくださる。地域ぐるみの検診であること，そのための地域の連帯感を残しておきたくて実施しているみたいなところがあって，結果的にはどういうものかなという疑問は残るんですが。

渡辺　35歳から通知します。若い人では，検診を受けるのは嫌だけれども，おしっこは出すよ！という人もいるわけです。その尿糖陽性者の中に糖尿病の人がいて早期発見できた例もある。だからまったく無駄ということもないと思う。

渡部　いつ頃からこちらに？

渡辺　昭和54年からこちらのほうにお世話になっています。

沼澤　昭和49年から勤めています。現在は主に母子保健を担当しています。

伊藤　今でもその地区に今日はおしっこを採る日ですよと，忘れると悪いので広報して回っています。検診をするときに，事前教育と事後教育というものを必ず実施します。
　これが大変なのです。検診も大変なのですが。

渡部　検診があって，そのあと平成5年度には未受診者検診，平成6年度には合併症予防検診，中間にもやっているわけですね。

渡辺　そうです。検診のない2年間に合併症検診を別に設けています。その期間内に平成2年，3年，4年の検診を受けていない人について呼びかけてくださいと先生から要望があって，なるべく多くの方に受診してほしいという希望だったと思います。未受診者に個人通知したところ263名というたくさんの受診者がありました。

渡部　合併症予防検診は，糖尿病型の希望者ですね。

渡辺　そうです。まず通知をして，希望する人に来ていただいたという形になります。

渡部　さらに平成6年にも合併症予防検診とか？

渡辺 これは境界型の人について調べてみたいという希望があって，境界型の人に通知をしてくださいと。当時は先生方からいろいろな要望がありました。

渡部 平成7年の糖負荷試験，平成2年度検診の5年後の検診ですね。第2期検診。

渡辺 5年後の糖尿病検診といっただけでは，ちょっと説得力が薄いかなということで，健康を確認する検診だよという意味で，「健康確認検診」という名前をつけました。5年後の検診はその名前で呼びかけをしています。

渡部 本格的に始まって第2期目なんですね。

渡辺 そうです。そのときは年齢が5歳下がったのです。少し若いうちから検査が必要ということからでしょうね。対象年齢が5歳下がっています。

でも，35歳から40歳で受ける人は少ないです。結果的には，40歳以上でも良かったような。第1期と全く同じ形で実施しています。

ただ生活調査とかいろいろな調査がこの年に入りました。

班長さんが20名から30名の班員を誘導したのですが，2時間の待ち時間に生活調査アンケートの聞き取りをしてもらったり，班長には，かなり頑張っていただいたときですね，この第2期検診は。

平成10年度にはMRIの検査が実施されました。動脈硬化と高血糖との関係をみようということで，MRI検査が入りました。これは，比較群ということで，正常者も入れました。年齢別，男女別にもバランスとれるような形で，105人の希望をとりまとめ，18回に分けて大学病院まで検査を受けに行きました。これは，マイクロバスの手配，受診者の日程調整等，非常に手間のかかる大変な事業でした。

伊藤 久山町の追跡のなかで，糖尿病からのアルツハイマー型の発症が6倍とのこと。MRI検査の実施については，きっとそういうこともあったのかな。

渡辺 でも総括では，耐糖能障害と無症候性脳梗塞との関係は見られない，ただ血圧とは関係あったということでした。高血糖とはあまり関係ないという結果でした。

渡部 アルツハイマー型というのは6倍といっても元の基礎数はどのくらいかなんですね。

私が渡辺さんをはじめ舟形町にご協力いただいてアンケート調査をさせていただいたのは，第2期検診の1995年から1997年の3年間で発見された方々の，その後の受診状況とQOLをSF-36，それからPAIDという糖尿病特異疾患の心理負担度を断面調査ですが行っています。SF-36は36項目あって，ちょっとややこしかったですね。高齢の人にはちょっとかなり負担だったと思います。PAIDのほうは20問でわりかとわかりやすいのでよかったかもしれません。

伊藤 渡部さんのアンケートっていうのは，何件とりました？

渡部 第2期の糖尿病検診の1995～1997年における35歳以上の検診対象

者は 4,077 人，検診受診者は 2,130 人で，発見された糖尿病患者は 101 人（4.74％）で，全員 2 型糖尿病でした。そのうち死亡と転居の 10 人，および協力いただけなかった 10 人を除く 81 人にアンケート調査を行っていただきました。対象の 81 人の平均年齢は 70.7 歳。男 39 人，平均年齢 69.3 歳，女 42 人，平均年齢 70.3 歳でした。全員 2 型糖尿病でした。

　それから 3 期検診についてはいかがでしたか。

渡辺　第 3 期検診も基本的には同じなのですが，ここから遺伝子の検査が入ってきまして，そのための同意説明・同意書の記入が入ってきて少し複雑になってきています。

渡部　どんどん厳しくなってきますね。

渡辺　今まで私たちは，長年の取り組みの中で研究ということについては，極力表に出さないという方針で進めてきました。研究的な意味というよりも個人の健康管理を重視し，まず検診を受けて欲しいという気持ちで取り組んできたこともあって「町では，こういう研究をして，こんな結果だったよ」ということを公の場で発表することは意識的に控えてきました。あくまで個人の健康管理を目的にしていたので，研究材料にしているなどと思われたくなかったのです。

　ここになって研究という言葉が，先生方から説明会の時や同意説明の場面で頻繁に使われるようになり，研究という言葉の使用が避けられない状況になった初めの年が平成 12 年でした。この時は，今のような全体説明の後に個別説明という 2 段階の同意ではなくて，グループごとに全体説明を受けた後に同意書を書いてもらう形でした。

渡部　受診率がだいぶ下がっていますね。

渡辺　5 年後なので，7 割くらいは来ていますので，まだ良いほうです。

渡部　尿検査は高いですね。

渡辺　尿検査はやはり人が集めに来るということもあるし。

伊藤　隣組の人，地域の人が集めに来るので，良い結果になりますね。

渡部　この検診は糖尿病ってわかっている人はもうよいんですよね。

渡辺　薬を飲んでいる人は対象から抜けます。食事療法だけの人はまだ対象者に含めます。境界型と言われている人は，もちろん対象者ですけれども，人によっては境界型ということを前回言われてから，お医者さんに行っているのでと，受診しない人も当然増えてきています。対象には入るけれども，受診者が減ること，その辺も受診率の低下に関係があると思います。

渡部　境界型の人も抜ける可能性があるわけですね。

渡辺　お医者さんのほうから，受ける必要がないといわれている人もいるようですし。

渡部　それは第 1 期も第 2 期も同じでしょうか。

渡辺　同じです。

渡部　糖尿病の診断が付いている人は除くということですね。

渡辺　診断がついていて，かつ薬を飲んでいる人です。

伊藤　治療中の人です。

渡辺　食事療法だけの人は対象に入れます。

渡部　境界型の人は微妙というか。

伊藤　対象人数としては数えています。

渡辺　割合で比較してみると糖尿病が増えてきています。でもきちっと統計学的に計算するとどうなのかです。でも糖尿病が増えてきていることは，確かですね。

伊藤　長沢地区あたりはすごく多くなってきています。基準が途中で変わったというのがありましたね。

渡辺　判定基準が変わったのは，第3期検診からです。流れを見てみると，境界型から糖尿病型に移行する割合がすごく増えてきている。第1期から第2期の時には21.3人だったのが，第2期から第3期では50.4人（／1000人・年）に増えている，ここがとても特徴的だという話を聞きました。

渡部　この境界型糖尿病を対象にしたモニター事業の取り組みというのは？

渡辺　明治乳業のインスローモニターでした。

　明治乳業からそういう事業をしたいという話があって，倫理委員会にもかけて，その話が町に降りてきたものだと思います。インスローの飲用は食後血糖を下げる効果があるということで臨床ではもう使っているものらしいです。

渡部　これは明治乳業さんのトクホみたいなものですか？

渡辺　それの効果を検証してみたいということで，6ヵ月間の継続事業だったのです。インスローを飲んだ3ヵ月間と飲まない3ヵ月間を比較したもので，CTを積み込んだ車を導入した大掛かりなモニター事業でした。

渡部　結果はいかがでしたか？

渡辺　これは，後半に正月が入ったので，みんな食べ過ぎて，食事リズムが崩れてしまったのがまずかった。CTで内臓脂肪が減ったか減らないかを調べたのです。

　明治乳業さんでは，結構，参考になる良い結果が出たということを言ってくださいましたが，実際には，どうだったんでしょうか？個人的には，数値が上がってしまった人もいるし，これをきっかけに良い方向に改善にできた人もいました。

渡部　これは町の収益になったんですか。

渡辺　いいえ。ただ，飲みたい人には格安でお分けできるということで，一人だけ1年くらい継続して飲んだ人がいました。

渡部　自腹で？

渡辺　自腹ですけど安く買えるので飲んでみたいと。

渡部　検査費用は無料で？

渡辺　無料です。いろいろなモニターが入ってきて，平成16年度は明治のヨーグルトを食べていただくモニター事業でした。ヨーグルトを食べて，その免疫効果が上がるかどうかを調べるもの。これはお年寄りの方が対象だったのですが，おいしいもの食べて健康診断ができてありがたいと喜ばれまし

た。

渡部　第 4 期の糖尿病検診 1 年目，平成 17 年。

渡辺　同じ繰り返しで，平成 17 年，18 年，19 年で第 4 期検診が終わりです。平成 19 年の結果はようやく，今出たくらいです。

渡部　かなり分析が詳しくなってきていますね。

渡辺　骨密度が入ったり，検査項目が増えました。眼科検診も入ってきています。ただ受診率がこの第 4 期でがっくりと下がってきて，このまま続けていくのはどうかなというところもあるんですが。

伊藤　半分いかない状況。

渡辺　かなり下がってきました。やはり若年層の受診が伸びてくれないので。60 代，70 代で半分以上占めている状況です。

伊藤　これは昔からのつながりで，検診には，行かないとダメだ，協力しないとと，この年齢の人たちが支えてくれているのを感じます。

渡辺　次の代に続かないことが一番の問題と，先ほど言ったのですが，町で実施している検診は家族ぐるみの検診で，みんなで取り組めるという意味の検診だよと位置づけているのですが，意外と若い人が乗ってこない。というのは，長年の経過の中で職場検診が良くなっていること，職場で受けているからということと，自分のことをさらけ出したくないと思う世代になってきているのではないかな。

　集団でお祭り騒ぎみたいにしてみんな取り組んで，みんなで健康を考えて…という時代ではなくなってきた。今の人は個人主義的で，病気になれば医者に行って自分で相談すればよいという感じが強くなっている。

　町の事業，地域活動としての取り組みなのでできるだけ協力してくださいと呼びかけをするのですが，協力という意識が薄れてきている世代かなと。プライバシーが強調されるようになってきたし，そういう時代なのだろうなと。以前は，みんながすることには，協力してくれた。

　研究という言葉にこだわって抵抗する人はそんなに多くはいないと思うのですが，同意についても，関門が 2 ヵ所もあるのです。最初は，研究のための検診であることの同意をして，今日の検診の結果を研究に使わせてもらって良いですかという同意を取って，ついでにこういう検査もさせてもらいたいので，血液を 2cc 余計に採らせてくださいという同意。最初の関門でその同意書を作成し，1 回目の採血をします。その後に負荷試験の 2 時間値の採血で遺伝子分析用の血液をとらせてくださいという同意を得る。遺伝子の同意は全体説明をして，さらに個別の説明という形なので，とても，ものものしい雰囲気になって。

渡部　厳重になってきていますね。

渡辺　厳重になってきているので，なんだか大変なことのようだ。よほど貢献する意識でもないと協力するのは嫌だなと思う人も出てくるような雰囲気になってしまっている。

　研究という言葉は使うけれども，いろいろな実験という意味ではないこと，個人の成績に関わるものではなく，糖尿病検診の全体的な結果のまとめ

で，何百人何千人と集まったときのデータを将来の糖尿病予防に使わせてください
という意味ですよと説明しているのですが。研究という言葉だけを聞くと，良い感じを受けない人も多いのではないか。

　実際，嫌味なことを言われたこともあるし，以前とは違う受け止め方をする人も増えているのではないかと思う。

伊藤　意外に集まった人は研究という意味がわかっていての参加ですね。舟形町のデータがこれからの若い人に役立つのだったら，私もそういう貢献をしているのだという考え方の人もいるし，昔から実験材料だったのかととる人もいるし，これは個人の受け取りかたですね。

渡辺　検診に参加している人は悪くとっている人はいなかった。遺伝子についても同意しないという人はいなかったし，研究の意味がどういうものなのかわかってくれているのですが。だから，こんなことで医学に貢献できた，私たちは，こういう良いことをしたんだよということを折にふれて，町民に伝えていかないとダメなのかなと感じています。

伊藤　衛生管理者の講習会に行ったら，舟形町の糖尿病検診のおかげで，こういうデータが出ているのですと舟形町の取り組みが紹介され，すごく誇りに思えたと言っていた人がいました。

　大学病院に受診したときは，とても丁寧に納得のいく説明を受けられたと喜んでいた人もいます。病院に行ったときに，舟形町にはいつもお世話になっていますと。そういうふうに，糖尿病検診に関わってきた先生が舟形町の人に言葉をかけてくれるということもあります。

　東京に就職した看護学校の学生が，「舟形町の話が出ました，自分の出身地の活動が紹介されていました」と話していました。このくらい長く続けていると，いろいろなところで舟形町と糖尿病の関係が出てきて，舟形町でやっていることが話題になること。舟形町に住んでいるものとしてとてもうれしかったですという声も何件かありますね。

　糖尿病学会では，富永先生がいろいろなところでお話をしているので，舟形町の取り組みは何回か紹介されています。学会のシンポジウムでも，パネラーの一人として富永先生が入っていました。

渡部　ほかに取り組んでいるところはありますか。

伊藤　久山町と舟形町。

渡辺　小国町も取り組んでいます。昭和 54 年頃から小国町でも糖尿病検診を行ったのです。

渡部　糖尿病ですか？

渡辺　小国町はあとになって，糖尿病と運動の関係について重点的に取り組んだように聞いています。

渡部　最後に何か追加でありますでしょうか。

渡辺　こうやって 5 年毎の検診を続けているということでは意味があるのですが，ただその後の，医療とか予防対策をきちっと整える必要があると思います。

検診を続けてきて，舟形町の検診事後管理で何か自慢できるものがあればよいなと思うのですが，そこが町立病院のない町の悩みで，見つかった人は，個人の先生に受診することになってしまいます。受診範囲も最上管内だけでなく村山地区，山形市まで広く散らばっており，その後の経過がつかみにくい状況になっています。

　検診から事後指導，事後管理まで一貫して町で把握できる体制が作れないことが大きな課題です。ある対談を聞いていたら，最初に診てもらった先生で一生が決まるといっても過言ではないという話をしていました。境界型の多くは，「なんともない」といわれてくるみたいです。実際，ほんとに軽くて，やり直しすると正常型という人もいるのですが，でも，受診したときに，「今はなんともないけれど，前の検診の結果でこうだったから，生活面で気をつけてください。定期的に検査をしてください」という言葉で先生が指導してくれればいいのですが，なんとかなってからでは遅いので，その辺が問題です。

　山形県の糖尿病予防対策ですが，山形大学の検診のまとめなどを通して，糖尿病管理システムができないものか。どこの医療機関でも同じ基準で指導が受けられ，きちんと管理されるようになればいいなと思います。

　先生方にすれば忙しくて境界型まで手が回らない。どんなに真剣に指導しても，境界型の人が糖尿病になってしまうということもあるでしょうし，ほとんどの人が何か軽い合併症をもっているので，糖尿病検診をきっかけに，そのまま患者になってしまう人も多い状況が気になるところです。患者にならないで保健指導で生活習慣を改善して，定期健診で経過を見て行くような形が望ましいという感じがするのです。

　検診のねらいは，早期発見して疾病予防に努め，最終的には医療費の減少につなげということでしたが，実際にはなかなか難しいです。これからも検診は継続する予定ですが，現在の課題をふまえてよりよい検診のあり方を考えていきたいと思っています。

渡部　本日はありがとうございました。

Ⅲ. 舟形町検診後の糖尿病患者の QOL 調査
―ライフスタイル，受療行動，治療状況―

渡部新太郎

はじめに

　糖尿病は生活習慣病や慢性疾患の代表的疾患として，1997 年の厚生省保健医療局生活習慣病対策室による糖尿病実態調査によれば，わが国に約 690 万人の患者がいると推定される。

　近年，検査・治療機器および技術の進歩，新薬の登場などによって，糖尿病患者の QOL（生活の質；quality of life）は大きく向上した。糖尿病などの生活習慣病や慢性疾患の場合，「どの程度改善したか」ということを判定するために「検査値」や「医師の所見」などの医療従事者による ADL などの客観的評価指標だけでなく，「患者の主観的視点」による健康関連 QOL が注目されている。その中でも，今回の調査では，疾患特異的 QOL 指標とともに包括的健康指標 SF-36 日本語版 version1.2 の併用を推奨していることもあり，包括的健康指標 SF-36 と糖尿病特異的心理負担度調査用紙 PAID 日本語版を使用した。糖尿病では合併症に進展すると身体的な障害が表出してくるが，合併症のない場合は心理的な負担度が患者の QOL を左右するためである。

　包括的健康指標 SF-36 日本語版 version1.2 は，1995 年全国調査を行って，年代や性別に国民標準値を算出してある。骨・関節疾患，循環器疾患，腎疾患など，幅広い分野に使用可能であるが，疾患特異的なアンケートと併用して使用することを薦めている。

　糖尿病患者の心理的負担度 PAID 日本語版を開発した糖尿病専門医の天理よろづ相談所病院糖尿病センター石井均によれば，日本語版 PAID を使用した研究は，日本ではまだ論文としては発表されていない。1999 年日本糖尿病学会抄録で石井均らが糖尿病専門施設の自施設の 438 名の外来患者に PAID で調査した結果，1）インスリン群は経口薬や食事群に比べて PAID は高かった，2）合併症を有する群で PAID は高かった，3）食事達成日

数および運動回数と PAID は逆相関した．4）低血糖の回数は PAID と正相関，5）HbA1c とは弱い正相関，6）自己評価した血統コントロールと PAID には強い相関，7）PAID と治療満足度およびウェルビーイングとの間に負相関，として，その有用性と，治療法，達成度やその結果は感情負担度に相互作用的に影響するという結果を得ている。また石井らはアメリカ糖尿病学会においても先の研究の成果を発表している。

また，荏原らは 1 型糖尿病患者において発想年齢が健康関連 QOL に及ぼす影響を検討し，SF-36 と PAID の 2 質問表を使用し，より発症年齢が高いほど不良との結果を得た。

DCCT (Diabetes Control and Complication Trial)，熊本スタディなどの大規模臨床試験によって，糖尿病の合併症進展の抑制には，厳格な血糖や血圧のコントロールが重要であることは明らかになっている。それらを徹底して指導する糖尿病専門医のいるいわゆる糖尿病専門施設と専門医のいない非糖尿病専門施設に着目し，双方を比較すると，より合併症や心筋梗塞などの既往をもつ重症な糖尿病患者が糖尿病専門施設にかかる傾向があるのではないかと考えた。また，ライフスタイルや受療行動，治療状況，QOL，医療費と糖尿病専門施設および非糖尿病専門施設との関係を調査した。

山形大学医学部と山形県舟形町との共同研究，「舟形町コホート研究（FUNAGATA STUDY）」は福岡県久山町研究とともに日本における糖尿病患者数 690 万人の算定根拠となる疫学研究として海外に知られている。

舟形研究は，循環器疾患の死亡に対して耐糖能異常 IGT（WHO の診断基準；空腹時血糖値 140mg ／ dl 未満かつ OGTT2 時間血糖値 140mg ／ dl 以上 200mg ／ dl 未満）も糖尿病（WHO の診断基準；空腹時血糖値 140mg ／ dl 以上または／および OGTT2 時間血糖値 200mg ／ dl 以上）も双方とも危険因子（リスクファクター）であることが明らかにされた。

今回の調査では，一次検診の糖負荷試験で発見された糖尿病患者の受療行動，運動，食事，飲酒，喫煙などのライフスタイル，通院先が専門医か非専門医か，家族歴，糖尿病合併症，心筋梗塞などの既往，職業，学歴，婚姻状況，世帯状況，セルフケアの状況などの因子と健康関連 QOL（SF-36 および PAID）との関係を調査した。

糖尿病は糖尿病合併症や狭心症，心筋梗塞，脳卒中・脳梗塞，不整脈などのイベントの既往が QOL や医療費に大きく影響するといわれている。本調査では，糖尿病網膜症，糖尿病神経障害，糖尿病腎症などの合併症や心筋梗塞などのイベントの既往の有無が糖尿病のライフスタイルや受療行動，治療法，健康関連 QOL，医療費（本調査では外来医療費に限定した）にどのように影響を与えるかについて注目をして，従来の糖尿病専門施設で行われた hospital based での外来医療費調査ではなく，「舟形町コホート研究（FUNAGATA STUDY）」の follow –up の一部も兼ねて population based で調査した。

対象および方法

1. 対　象

調査対象の舟形町は山形県北部の最上川流域に位置し，人口6,996人，高齢化率27.6％（65歳以上，2000年国勢調査による）と高齢化が進行している町である。

1980年代はじめに働き盛りの40代の男性が脳卒中で相次いで死亡したので，住民の間にショックが広がり，生活様式や健康管理の見直しの機運が盛り上がり，糖尿病の検診を通じて健康意識を高めようということになった。そして，WHO方式のブドウ糖負荷試験を採用して，一次検診を行ったところ糖尿病患者が多数発見された。

同町では山形大学医学部と共同で1期糖尿病集団検診1990～1992年，2期1995～1997年，3期2000～2002年と5年ごとに糖尿病検診を行い，1期は40歳以上，2期以降は35歳以上の住民を対象に一次糖尿病検診にて全員に糖負荷試験を実施し，糖尿病患者の早期発見・早期治療に努めてきた。

2期の糖尿病検診の1995～1997年における35歳以上の検診対象者は4,077人，検診受診者は2,130人，発見された糖尿病患者は101人（4.74％），全員2型糖尿病であった。そのうち死亡と転居の10人，および協力いただけなかった10人を除く81人にアンケート調査を行った。

対象の81人の平均年齢は70.7歳。男39人，平均年齢69.3歳。女42人，平均年齢70.3歳であった。全員2型糖尿病であった。

2. 方　法

一次検診において，糖負荷試験により発見，「スクリーニング」された糖尿病患者のその後のライフスタイル，受療行動や治療状況および健康関連QOLと医療費への影響については調査されていなかったので，山形大学医学部臨床検査医学教室富永真琴教授および舟形町健康福祉課の協力を得て，検診当時および現在のデータ調査結果とともにアンケート調査を行った。

アンケートは合計3枚で，1枚目は，対象の糖尿病患者のプロフィールをみるもので，糖尿病患者の既往歴，運動，食事，飲酒，喫煙，現在の治療法，受診医療機関（糖尿病専門施設，非糖尿病専門施設），血糖値，HbA1c値，家族歴，合併症および心筋梗塞などの既往，職業，学歴，婚姻状況，世帯状況，セルフケアの状況などのライフスタイルおよび治療状況把握のためのアンケートである。

2枚目は，「主観的な健康度およびこれらの変化を伴う日常生活機能・社会生活機能の制限の限度を定量的に測定するといわれている」包括的健康指標SF-36（日本語版）のアンケート用紙を使用した。

3枚目は，「糖尿病に関する負担感情」をみる糖尿病特異的心理負担度調査用紙PAID（日本語版）のアンケート用紙である。

アンケートの配布は，2001年10月と2002年1月に対象住民に配布し同

年4月末までに回収を終えた。

　舟形町の協力で，レセプトの調査は現在通院中の29人について調査したが，うち社会保険は資料が町にないので調査ができなかった。残り25人は，薬局のレセプトも含めて，2001年（平成13年）4月から2002年（平成14年）3月までの1年間を基本的な調査期間としたが，患者によっては，2002年5月までのもの，2001年4月～同年11月までのもの，また2002年3月～8月，2002年4月～8月などの期間の短いものも一部含まれる。レセプトを調査して，糖尿病関係の医療費を平均月額診療点数として示したが，205円ルールなどで薬剤名が記載されていなくて糖尿病関連薬剤の特定のできないもの，薬剤についてのまるめ，検査についてのまるめなどがあり，結果，分類不能な症例を除外して，15人について平均月額診療点数を得た。

ライフスタイル，受療行動，治療状況の結果と分析

1．受療行動

　通院先の病院・診療所については，隣接のA市で糖尿病専門医のいる病院（460床）・診療所を糖尿病専門施設，糖尿病専門医のいない病院（270床）・診療所を非糖尿病専門施設とした。

　なお，糖尿病専門施設と非糖尿病専門施設の定義であるが，糖尿病の診療に関して医師個々人の技量まで評価する方法がないので，糖尿病学会で認定された施設でトレーニングを受け，糖尿病学会の専門医の認定を受けた糖尿病専門医がいる病院，診療所で，たとえいくつも他科の診療を行っていても糖尿病専門施設とした。

　結果，対象患者81人の通院先施設は，糖尿病専門施設に23人，非糖尿病専門施設に34名，未通院者24人（まったく通院してない者8人，途中でやめた者1人，治ったので通院の必要はないといわれた者15人）となっている。一次検診で発見された糖尿病患者への舟形町の保健指導は，合併症や併発症のある重症あるいは問題のある患者は，公的機関なので施設の指名はできないが，糖尿病専門施設へ誘導するようにしているとの証言が担当者より得られている。しかし通院先を決定するファクターはその他にも交通機関の問題，家族の協力，かかりつけ医師との人間関係，などでさまざまなものが存在する。

2. ライフスタイルおよび治療状況（グラフ参照）

1）治療状況

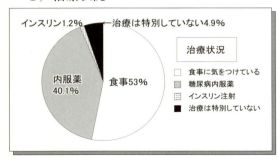

4）飲酒状況

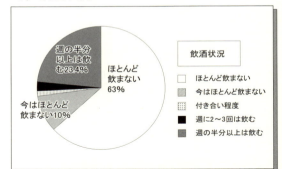

2）運動状況

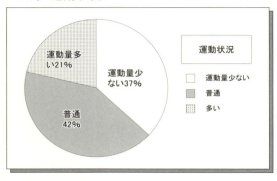

5）喫煙状況

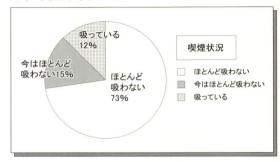

3）食事状況

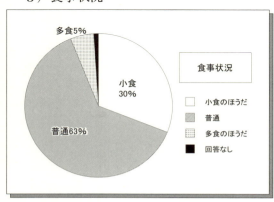

6）通院状況

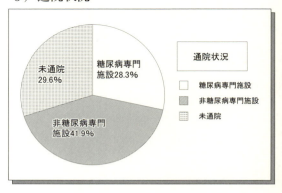

7）糖尿病の家族歴

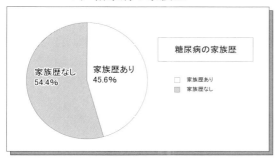

10）狭心症，心筋梗塞の既往・治療中

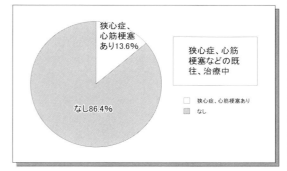

8）高血圧の併発

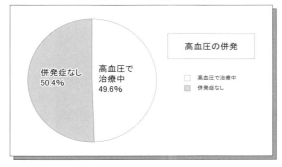

11）脳卒中，脳梗塞

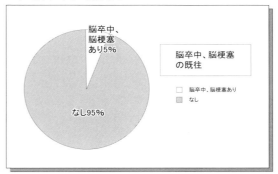

9）白内障，眼底出血の既往など

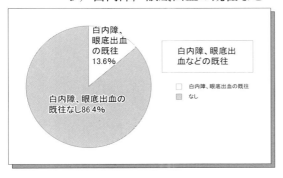

12）職業

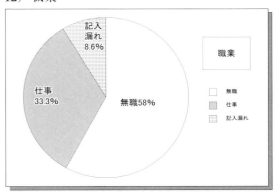

13) 学歴

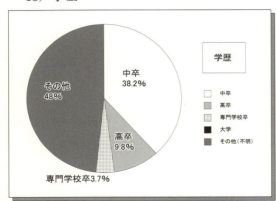

14) 世帯状況

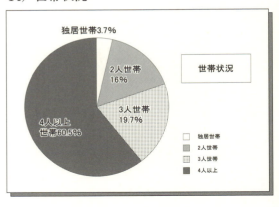

考察1　糖尿病合併症や心筋梗塞などの既往をもつ重症な糖尿病患者の受療行動について

　糖尿病糖尿病合併症，心筋梗塞などの既往の有無と通院先をみてみると，29人の通院先について，糖尿病合併症，既往のある場合，非糖尿病専門施設に12人（41.4％），糖尿病専門施設に7人（24.1％），未通院10人（34.5％），糖尿病合併症，既往のない場合，非糖尿病専門施設に22人（42.3％），糖尿病専門施設に16人（30.8％），未通院14人（26.9％）で，糖尿病合併症，既往のある場合でも通院先は糖尿病専門施設というわけでもないという結果であった。高血圧併発患者まで含めた48人についても，合併症，既往プラス高血圧のある場合，非糖尿病専門施設に23人（47.9％），糖尿病専門施設に11人（22.9％），未通院14人（29.2％），合併症などのない場合は，非糖尿病専門施設に11人（33.3％），糖尿病専門施設に12人（36.4％），未通院10人（30.3％）と，糖尿病合併症や，併発症であり予後を不良にする高血圧，心筋梗塞などの既往のある重症な患者は必ずしも糖尿病専門施設に多く通院してはいないことがわかる。理由として考えられるのは，心筋梗塞などの重症患者の近隣に糖尿病専門施設数が少ないこと，隣接A市までの距離や通院時間がかかること，そして糖尿病専門施設が多数並

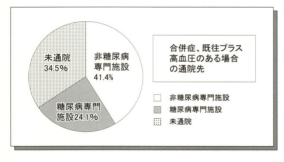

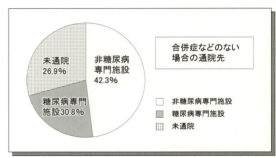

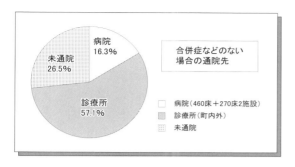
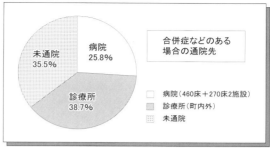

存する大都市圏と異なり，国内の大部分の地域が糖尿病専門施設の不足で，実際には重症な糖尿病患者も通院圏に糖尿病専門施設がないこともあり，近くにある非糖尿病専門施設を受療するということになるのではないかと推測される。また，地方では糖尿病専門施設，非糖尿病専門施設という区分けもなく，患者が意識的に通院先を選択するということもないのではないかと推測される。

また，糖尿病合併症・心筋梗塞などの既往の有無と通院先の規模との関係も調査した。隣接のA市のB病院（460床）とC病院（270床）の2施設と町内外7施設の診療所を通院先とした。

合併症・既往がある場合，31人の糖尿病患者は，病院へ8人（25.8％），診療所へ12人（38.7％），未通院11人（35.5％）であった。合併症なしの患者49人は，病院へ8人（16.3％），診療所へ28人（57.1％），未通院13人（26.5％）であった。合併症・既往のある場合は，病院へいく人が人数8人と同数であるが，割合は高まる。逆に合併症や心筋梗塞などの既往のない患者は診療所へ28人（57％）と過半数を上回る。気になるのは合併症・既往のある患者11人（35.5％）が未通院であることで，訪問指導などで保健指導が必要と思われる。

健康関連QOLに関するアンケート結果と分析

生活習慣病や慢性疾患の場合，「どの程度よくなったか」ということを判定するために「検査値」や「医師の所見」だけでなく，健康関連QOLなどの「患者の視点」による判定が認識され，重要視されるようになっている。

健康関連QOLの包括的健康指標SF-36および糖尿病特異的心理負担度調査用紙PAIDの2つのアンケートを併用して調査を行い，それらの結果をもとにライフスタイル，受療行動や治療状況および医療費への影響について考察・検討したい。

以下，1）糖尿病合併症および心筋梗塞などの既往の有無，2）治療法，3）通院先，とくに糖尿病専門施設か非糖尿病専門施設かで，SF-36およびPAIDで評価した場合，指標に差があるかどうか検証した。

1．包括的健康指標 SF-36

　SF-36 は米国で行われた主要慢性疾患患者を対象とした医療評価研究である Medical　Outcome　Study（MOS：36 項目の質問用紙で，医療保険システムの種類，医師の専門的ケア，供給者側の特徴が患者のアウトカムに及ぼす影響の調査で，主観的な健康度およびこれらの変化を伴う日常生活機能・社会生活機能の制限の限度を定量的に測定するといわれている。「身体的健康度」と「精神的健康度」の 2 因子構造を有し，①身体機能（PF），②日常役割機能（身体；RP），③日常役割機能（精神；RE），④全体的健康感（GH），⑤社会生活機能（SF），⑥体の痛み（BP），⑦活力（VT），⑧心の健康（MH），の下位尺度をもつ調査指標である。

　1）糖尿病合併症，心筋梗塞などの既往のある患者と糖尿病合併症のない患者の SF-36 の評価
　糖尿病網膜症，糖尿病神経障害，糖尿病腎症などの糖尿病合併症および心筋梗塞などの既往のある患者と糖尿病合併症のない患者で SF-36 スコアの評価の差が出るかを検証した。
　その結果，①身体機能（PF）71：83.28（P=0.035），②日常役割機能（身体；RP）73.33：90（P=0.024），③日常役割機能（精神；RE）91.11：94（P=0.588），④全体的健康感（GH）56.83：68.76（P=0.008），⑤社会生活機能（SF）80.41：91.50（P=0.042），⑥体の痛み（BP）67.90：86.04（P=0.003），⑦活力（VT）70.66：82.1（P=0.007），⑧心の健康（MH）70.26：82.40（P=0.005）と，③日常役割機能（精神；RE）を除くすべての下位尺度において，糖尿病合併症および心筋梗塞などの既往のある患者が糖尿病合併症なしの患者より有為に悪化しているとの評価であった。

　2）治療法と SF-36（全体的健康感；GH および心の健康；MH）の評価
　食事に気をつけている（薬は飲んでいない）43 人，糖尿病内服薬 33 人，インスリン注射 1 人，治療は特別していない 4 人，のそれぞれの SF-36 を比較すると，食事 67.65，糖尿病内服薬 62.22，インスリン 52，特別治療はしていない 47.7，となった。食事と糖尿病内服薬間では有意差はなかった（P=0.227）。食事と特別治療していない群間では数値的には特別何もしていない群が逆に約 20 ポイント悪化している（P=0.078），糖尿病内服薬と特別治療していない群間でも逆に約 15 ポイント低い（P=0.13）。
　食事＞糖尿病内服薬＞インスリン治療＞特別治療はしていない，の順となったが，特別治療はしていない 47.70 は，1 例のスコアが 10 と極端に低く平均値を押し下げているが，この患者に特異なものは認められない。
　心の健康（MH）では，食事に気をつけている 43 人，糖尿病内服薬 33 人，インスリン注射 1 人，治療は特別していない　4 人，のそれぞれの SF-36 の心の健康を比較すると，食事 76.93，糖尿病内服薬 80.5，インスリン 44，特別治療はしていない 73，となった。食事と糖尿病内服薬間では数値的にも差は約 3 ポイントであり，有意差もない（P=0.409）。食事と特別治療してい

ない群間では数値的には約 3 ポイントの差であり有意差もない（P=0.712），糖尿病内服薬と特別治療していない群間でも約 7 ポイントの差であるが，有意差はない（P=0.454）。

3）通院先，とくに糖尿病専門施設か非糖尿病専門施設による SF-36（全体的健康感；GH および心の健康；MH）の評価
　SF-36 の下位尺度のうち全体的健康感（GH）と PAID と対応すると思われる心の健康（MH）を紹介する。
　　非糖尿病専門施設通院患者　　34 人　　ＧＨ平均 63.9
　　糖尿病専門施設通院患者　　　22 人　　ＧＨ平均 61.72（1 人アンケート欠け）
　　未通院者　　　　　　　　　　24 人　　ＧＨ平均 67.16
で，非糖尿病専門施設通院患者と糖尿病専門施設通院患者間では数値的にも差がなく有意差（P=0.676）もない。非糖尿病専門施設通院患者あるいは糖尿病専門施設通院患者と未通院者の間では数値的には未通院がわずかにそれぞれ約 3 ポイント，約 5 ポイント強上回っているが，有意差（P=0.0543, 0.373）は認められなかった。
　　また，心の健康（MH）を紹介すると，
　　非糖尿病専門施設通院患者　　34 人　　MH 平均 76.7
　　糖尿病専門施設通院患者　　　22 人　　MH 平均 77.45（1 人アンケート欠け）
　　未通院者　　　　　　　　　　24 人　　MH 平均 79.5
で，非糖尿病専門施設通院患者と糖尿病専門施設通院患者間では数値的にも差がなく有意差（P=0.889）もない。非糖尿病専門施設通院患者あるいは糖尿病専門施設通院患者と未通院者の間では数値的には未通院がわずかに上回っているが，有意差（P=0.0582, P=0.728）は認められなかった。

2. 糖尿病特異的心理負担度調査用紙 PAID
　PAID はジョスリン糖尿病センターで開発された 20 問の質問用紙で，「糖尿病に関する負担感情」の 1 因子で構成される。セルフケアのできない，血糖コントロールがわるい，低血糖や慢性合併症があるほど PAID は高値で，病型では 1 型，治療法ではインスリン治療群が高い。

1）糖尿病合併症，心筋梗塞などの既往の有無と PAID
　糖尿病合併症，心筋梗塞などの既往のある患者 30 人と合併症のない患者 51 人を比較すると，合併症あり 34.7，合併症なし 33.70（P=0.77）でスコア的にも有意差もなかった。

2）治療法と PAID
　食事に気をつけている（薬は飲んでいない）43 人，糖尿病内服薬 33 人，インスリン注射 1 人，治療は特別していない 4 人，のそれぞれの PAID を比較すると，食事 30.72，糖尿病内服薬 39.52，インスリン 54，特別治療はしていない 20.25，となった。特別治療はしていない＞食事＞糖尿病内服薬

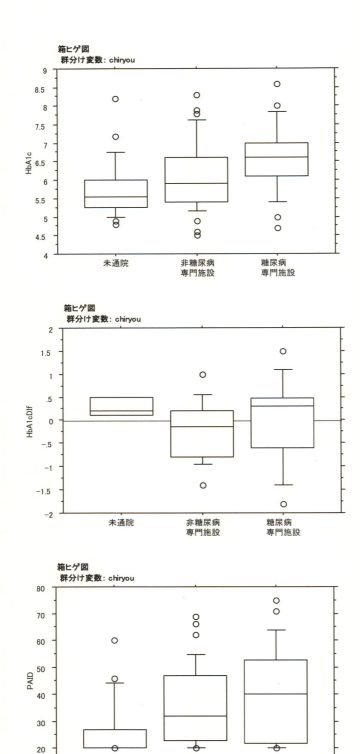

図1 検診時と今回の HbA1c との変化と通院先

＞インスリン治療，の順となって，石井らの先行研究7，8）とスコア的には同じ傾向が認められた。食事と糖尿病内服薬を比較すると数値的にも糖尿病内服薬服用者が悪化を示しており，有意差も認められる（P=0.0118）。

3）通院先，とくに糖尿病専門施設か非糖尿病専門施設とPAID
非糖尿病専門施設通院患者　　34人　PAID 平均36.2
糖尿病専門施設通院患者　　　23人　PAID 平均40.4
未通院者　　　　　　　　　　24人　PAID 平均25.6
で，非糖尿病専門施設通院患者と糖尿病専門施設通院患者間では有意差（P=0.277）はないものの糖尿病専門施設通院患者のほうが非糖尿病専門施設通院患者より4.2ポイントQOLが悪化を示していた。非糖尿病専門施設通院患者あるいは糖尿病専門施設通院患者と未通院者の間では数値的にも前2者が悪化していて，有意差（P=0.00491，P=0.000832）も認められた。

3．セルフフケアのよい患者とわるい患者とPAID

セルフケアのよい患者　　　　54人　PAID 平均32.96
セルフケアのわるい患者　　　13人　PAID 平均32.92
セルフケアのどちらともいえない患者　13人　PAID 平均40.86
で，どちらともいえない患者がむしろPAIDがわるい傾向にあり，セルフケアの良し悪しで差はみられなかった。
なお，セルフケアの評価は舟形町健康福祉課保健師の評価による。

4．検診時と今回のHbA1cとの変化と通院先，PAID

通院先のカテゴリー別に1995から1997年の検診時HbA1cと今回のフォローアップ時のHbA1cとの変化とPAIDについて箱ヒゲ図を示す。
統計的な有意差はないものの未通院，非糖尿病専門施設，糖尿病専門施設の順に検診時のHbA1cが高く重症な症例ほど糖尿病専門施設を受診する傾向が窺える（図1上段）。またHbA1cの低下はこの3群でかわりなく，糖尿病専門施設を受診しているものは重症であっても軽いものと同様にHbA1cの低下，つまり血糖低下が得られており（図1中段），一方PAIDは未通院，非糖尿病専門施設，糖尿病専門施設の順で高く（わるく）なっており（図1下段），重症であってもよい血糖コントロールを得るにはPAIDを多少わるくし，QOLを低下させながらも，5〜7年経過しているが血糖コントロールに努力している様子が窺える。
また，検診時と現在のHbA1cで比較して，大幅に悪化していない原因のひとつに早期発見，早期治療が行われるとともに，行政側の保健指導の充実があったのではないだろうか。すなわち2001年（平成13年度）を例にとると，舟形町健康福祉課主導で年間保健指導・集団教育を行っているが，糖尿病教室などの種類と回数をみると，糖尿病教室13回365人，運動教室13回244人，老人クラブ9回194人，節目検診3回56人，食生活改善13回205人，高齢者教室16回237人，その他22回679人である。合わせて年間89回プ

ラス個別指導を入れると，延べ 2,008 人にものぼり，保健指導を徹底したこともあるのではないかと思われる。今回の対象患者 81 人の糖尿病教室などへの参加率などは不明である。

考察２　糖尿病合併症や心筋梗塞などの既往と健康関連 QOL 評価

糖尿病網膜症，糖尿病神経障害，糖尿病腎症などの糖尿病合併症および心筋梗塞などの既往のある患者と糖尿病合併症のない患者と SF-36 スコアの関係では，日常役割機能（精神；RE）を除くすべての下位尺度において，糖尿病合併症および心筋梗塞などの既往のある患者が糖尿病合併症なしの患者より有為に悪化している。

糖尿病合併症や高血圧併発の有無と PAID の評価では，糖尿病合併症・心筋梗塞などの既往あり 34.52，合併症なし 33.83 であった。また高血圧併発症あり 32.05 で，高血圧併発症なし 36.05 と差はなかった。

糖尿病専門施設と非糖尿病専門施設通院患者において，SF-36 では評価の差がなく，有意差もみられなかったが，PAID では糖尿病専門施設のほうが非糖尿病専門施設よりも PAID40.4：36.2 と 4.2 ポイントわるくなっているが有意差はない。

考察３　糖尿病患者の健康関連 QOL 評価　　　SF-36 と PAID の評価を検証

糖尿病患者の QOL 評価 SF-36 と PAID を，1）糖尿病合併症，心筋梗塞などの既往のある患者と糖尿病合併症のない患者，2）治療法による，3）通院先，とくに非糖尿病専門施設通院患者と糖尿病専門施設通院で，それぞれ評価に差があるかを検証した。

1．糖尿病合併症，心筋梗塞などの既往のある患者と糖尿病合併症のない患者の SF-36 と PAIDの評価

SF-36 は，①身体機能（PF），②日常役割機能（身体；RP），③日常役割機能（精神；RE），④全体的健康感（GH），⑤社会生活機能（SF），⑥体の痛み（BP），⑦活力（VT），⑧心の健康（MH）と，③日常役割機能（精神；RE）を除くとすべての下位尺度において，糖尿病合併症および心筋梗塞などの既往のある患者が糖尿病合併症，既往なしの患者より有為に悪化しているとの評価であったが，PAID では，糖尿病合併症，心筋梗塞などの既往のある患者と合併症，既往のない患者との比較で，糖尿病合併症，心筋梗塞などの既往ありの患者とない患者ではスコア的にも差がなく有意差もなかった。SF-36 のほうが PAID より糖尿病合併症，既往の有無による QOL 評価の差を厳しく捉えている。

2．治療法と SF-36（全体的健康感および心の健康）と PAIDの評価

　SF-36 では，食事療法，糖尿病内服薬，インスリン注射で治療，治療は特別していない，それぞれの群間で SF-36 を比較すると，食事と糖尿病内服薬では有意差がなく，インスリン治療者 1 例のみであるがスコアは低い評価が出た。食事と特別治療していない群間および糖尿病内服薬と特別治療していない群間でも特別治療していない群が逆に悪化している。

　心の健康（MH）では，食事，糖尿病内服薬，インスリン注射で治療，治療は特別していない，のそれぞれの群間で SF-36 の心の健康を比較すると，インスリン治療は評価が低いが，食事と糖尿病内服薬間では数値的にも差は約 3 ポイントであり，有意差はない。食事と特別治療していない群間では数値的には差はわずかで有意差もない，糖尿病内服薬と特別治療していない群間でも差は少し開くものの，有意差はない。

　治療法と PAID では，食事療法，糖尿病内服薬，インスリン注射で治療，治療は特別していない，のそれぞれの PAID を比較すると，食事 30.72，糖尿病内服薬 39.52，インスリン 54，特別治療はしていない 20.25 と，特別治療はしていない＞食事＞糖尿病内服薬＞インスリン治療，の順となっている。食事と糖尿病内服薬を比較するとスコアでも糖尿病内服薬服用者が悪化を示しており，有意差も認められる。

　治療法による SF-36 と PAID の評価では，PAID でスコア的には差を捉えた。

3．通院先，とくに非糖尿病専門施設通院患者と糖尿病専門施設通院患者の SF-36（全体的健康感および心の健康）と PAIDの評価

　SF-36 では，SF-36 の下位尺度のうち全体的健康感（GH）と PAID と対応すると思われる心の健康（MH）でみると，非糖尿病専門施設通院患者平均 63.9，糖尿病専門施設通院患者平均 61.72，未通院者平均 67.16 で，非糖尿病専門施設通院患者と糖尿病専門施設通院患者間では数値的にも差がなく有意差もない。非糖尿病専門施設通院患者あるいは糖尿病専門施設通院患者と未通院者の間では数値的には未通院がわずかに上回っているが，有意差は認められなかった。

　また，心の健康（MH）では，非糖尿病専門施設通院患者平均 76.7，糖尿病専門施設通院患者平均 77.45，未通院者平均 79.5 で，非糖尿病専門施設通院患者と糖尿病専門施設通院患者間では数値的にも差がなく有意差もない。非糖尿病専門施設通院患者あるいは糖尿病専門施設通院患者と未通院者の間では数値的には未通院がわずかに上回っているが，有意差はない。

　PAID では，非糖尿病専門施設通院患者 PAID 平均 36.2，糖尿病専門施設通院患者 PAID 平均 40.4，未通院者 PAID 平均 25.6 と，非糖尿病専門施設通院患者と糖尿病専門施設通院患者間では有意差はないものの糖尿病専門施設通院患者のほうが非糖尿病専門施設通院患者より 4.2 ポイント QOL が悪

化を示していた。非糖尿病専門施設通院患者あるいは糖尿病専門施設通院患者と未通院者の間では数値的にも前2者が悪化していて有意差も認められた。

通院患者のレセプト調査の概要

通院中の糖尿病患者29人の医療費を調査した。そのうち社会保険などで調査不可能な3人，205円ルール，在宅患者訪問診療料，寝たきり在宅老人総合診療，薬剤のまるめなどで修飾されていて，通院患者の糖尿病関連の医療費を舟形町の協力でレセプトを調剤薬局も含めて調査したが，糖尿病関連の医療費を抽出可能なものは15人だけとなった。

ここで糖尿病関係の医療費とは，再診料，外来指導加算，特定疾患療養指導料，処方料，特定疾患処方管理加算，調剤薬局の基本料，指導料，老人慢性疾患外来総合診療料，老人再診料（診療所），老人外来加算，など，多岐にわたるが，そのまま加えてある。明らかに薬剤が糖尿病治療薬の場合，他の薬剤とのまるめがあっても保険点数を調査し抽出した。検査についても同様である。糖尿病網膜症，白内障，眼底出血などの合併症の治療に関連した検査や薬剤については，この15人には記載が見当たらない。

レセプトは，基本的には2001年（平成13年）4月から2002年（平成14年）3月までの期間を調査したが，症例によっては，2002年5月までのもの，2001年4月〜同年11月までのもの，また2002年3月〜8月，2002年4月〜8月などの期間の短いものも含まれる。レセプトを調査して，糖尿病関係の平均月月額診療点数は，18人中糖尿病内服薬15人，食事療法2人，インスリン療法1人で83%が糖尿病内服薬で治療。15人平均外来通院回数約1.75回／月，平均月額診療点数1,465点であった。

通院患者のレセプト調査の結果と分析

通院中で，かつ糖尿病内服薬で治療中の糖尿病患者14人の医療費のうち糖尿病関連の医療費の算出可能な非糖尿病専門施設通院患者9人の月額平均診療点数は1,528点で，糖尿病専門施設通院患者4人の月額平均診療点数は1,018点であった。なお食事療法だけ1人（976点），インスリン治療1人（2,245）は経口薬治療で揃えて比較するために除いた。

大石らは，月1回外来へ通院する患者の治療法による糖尿病関連の年間医療費を調査し，2型糖尿病患者では食事・運動療法群では19.3万円，糖尿病内服薬ではその1.5倍，インスリン治療では2.4倍としている。これは今期あの調査と揃えて毎月1.75回外来へ通院しているとすると，月額平均の診療点数で換算すると2,800点，4,200点，6,755点となる。糖尿病関連医療費の定義が不明なため単純な比較はできないが，相当な医療費が消費されることはまちがいない。

今回の調査では，糖尿病関連の診療点数は，食事・運動療法のみで治療し

ている患者1人976点／月（外来1.75回／月），糖尿病内服薬を服用している患者13人で，平均診療点数1,371点／月，インスリン治療1人2,317点／月と，食事・運動療法群＜糖尿病内服薬群＜インスリン治療群，となっていた。先行研究でも，食事・運動療法群＜糖尿病内服薬服用群＜インスリン治療群と，糖尿病関連医療費が高値になることがいわれている。

またレセプトから，そのうちの1例は老人慢性疾患外来総合診療料が合わせて1,770点にも上ることがわかった。またもう1例も特定疾患療養指導料（診療所）が450点／月になるなど，レセプトが修飾されているため，制度改正も頻繁で純粋な糖尿病関連医療費を調査比較するのは困難である。

考察4　糖尿病合併症，心筋梗塞などの既往の有無と医療費

非糖尿病専門施設通院患者および糖尿病専門施設通院患者で糖尿病内服薬服用者の平均診療点数はほぼ同じ診療点数であり，糖尿病専門施設通院者（糖尿病内服薬服用者1,018点／月，4人平均値）よりも，むしろ非糖尿病専門施設通院者（糖尿病内服薬服用者1,528／月，9人平均値）のほうが糖尿病関連医療費よりも上回っていた。これらの原因として考えられるのは，老人慢性疾患外来総合診療料や特定疾患療養指導料（診療所）などの修飾因子の役割が考えられる。

糖尿病合併症や心筋梗塞などの既往の有無では，合併症や既往のあるもの5人平均診療点数1,101点／月，合併症や既往のないもの10人平均診療点数1,647点／月で，合併症や既往のあるもののほうが低かった。理由としては老人慢性疾患外来総合診療料や特定疾患療養指導料（診療所）などの修飾因子の役割も考えられる。

謝辞

今回の調査に関して山形大学医学部臨床検査医学教室富永真琴教授をはじめとする諸先生のご指導・ご協力，および舟形町健康福祉課の伊藤孟氏，渡辺幸子氏，調査にご協力いただいた方々に深謝します。

参考文献

1）厚生省保健医療局生活習慣病対策室：糖尿病実態調査の概要について．糖尿病41：324-331，1998

2）岸川秀樹：糖尿病と医療経済．プラクテティス19（1）：25，2001

3）池上直巳，福原俊一，下妻晃二郎ほか：臨床のためのQOL評価ハンドブック，医学書院，東京，2001

4）Fukuhara S, Bito S,Green J,Hsiao A, Kurokawa K : Translation,adaptation,and validation of the SF-36 Health Survey for use in Japan. Journal of Clinical Epidemiology,51,11,1037-1044,1998

5）Fukuhara S, Ware JE, Kosinski M, Wada S, Gandek B : Psychometric and clinical tests of validity of the Japanese SF-36 Health Survey, Journal of Clinical Ep idemiology,51,11,1045-1053,1998

6) Fukuhara S,Suzukamo Y,Bito S,Kurokawa K:Manual of SF-36 Japanese version 1.2,Public Health Research Foundation,Tokyo,2001

7) 石井　均，古家美幸，岡崎研太郎ほか：PAID（糖尿病問題領域質問表）を用いた糖尿病患者の感情負担度の測定。糖尿病 43（Suppl）：S262，1999

8) Ishii H,Welch G,Jacobson A, et al:The Japanese version of the problem areas in diabetes scale-a clinical reseach tool for the assessment of emotional functioning among diabetes patients. Diabetes 48(Suppl 1):A319,1999

9) 荏原　太，松島雅人，細谷　工ほか：1型糖尿病患者における発症年齢が健康関連 Quality of life（QOL）におよぼす影響について。糖尿病 46（Suppl）：S162，2002

10) The Diabetes Control and Complications Trial Research Group : The effect of intensive treatment of diabetes on the development and progression of long-term complications in insulin-dependent diabetes mellitus.N Engl J Med 329 : 977-986,1993

11) Ohkubo Y et al : Intensive insulin therapy prevents the progression of diabetic microvascular complications in Japanese patients with non-insulin-dependent diabetes mellitus : a randomized prospective 6-year study. Diabetes Res Clin Pract 28 : 103,1995

12) Wake N et al : Cost effectiveness of intensive insulin therapy for type 2 diabetes : a 10-year follow-up of the Kumamoto study. Diabetes Res Clin Pract 48 : 201,2000

13) 清原　裕：久山町の大規模臨床疫学研究から日本の疾病構造を知る．第24回日本高血圧学会総会，大阪，2001

14) 祢津加奈子：剖検率100％の町：九州大学久山町研究室との40年．ライフサイエンス出版，東京，2001

15) Sekikawa A,Tominaga M,Takahashi K et al:Prevalence of diabetes mellitus and impaired glucose tolerance in Funagata　Area,Japan.Diabetes Care 16:570-574,1993

16) 平成12年度厚生科学研究費補助金　長寿科学総合研究事業研究報告書，国民の代表集団による高齢者のADL，生活の質低下の予防に関するコホート研究，NIPPON DATA，1998

17) 大石まり子：第一線の糖尿病治療からみる医療経済．プラクティス 19（1）：35，2001

18) World Health Organization : Diabetes Mellitus (Tech.Rep.Ser.No.727).Geneva ; World Health Organization,1985

19) 五十嵐仁子，阿部隆志，江口英行ほか：第一線の糖尿病治療からみる医療経済．糖尿病 41（3）：159-163，1998

糖尿病疫学研究　舟形スタディは日本の糖尿病診療をどう変えたか？

あとがき
舟形スタディは，結局，
何だったのか

　私が大学を卒業し医師になったころの糖尿病臨床は今し思えば導きのないところで何をどうすればよいかわからなことだらけだった。糖尿病が放置されれば，糖尿病特有の合併症である網膜症や腎症が生じ，生活の質を著しく損なうことはわかっていたが，どういう手段で高血糖をどの程度に是正すればよいかはわからなかった。手段も限れており，インスリン注射かスルホニル尿素剤，ビグアナイド剤しかなかった。さらに言えば，糖尿病が心血管疾患のリスクになることは知られてはいたが，社会の関心は高血圧症などへの関心の方がずっと大きかった。

　糖尿病に特有の網膜症，腎症，神経障害が血糖をどの程度にコントロールすれば発症が防げるかは 1993 年の Diabetes Control and Complications Trial（DCCT）の結果が最初に示した。血糖コントロールの指標として平均の血糖値を反映するヘモグロビン A1c（HbA1c）が用いられるようになっていたことも結果をシンプルに示すことができたことの一因であった。HbA1c 7%未満とすることによって網膜症の発症を予防できるということを端的に示した。日本では Kumamoto スタディが行われ，DCCT の結果とほぼ一致した。こうして HbA1c 7%という目標値は今日にも引き継がれている。糖尿病の治療法も進歩し，使える薬剤は α - グルコシダーゼ阻害薬（α -GI），グリニド，チアゾリジン製剤など増えていった。

　そこで，次に関心がもたれたのは心血管疾患に対する糖尿病の関与である。Finnish 研究は糖尿病であるというだけで 1 回心筋梗塞を起こしたのと同じリスクがあること示した。HbA1c 7%未満の目標では不十分であり，正常域（6%）まで下げたら心血管疾患は発症を予防できるかとして計画されたのが ACCORD 研究であった。その結果は心血管疾患を逆に増やした。低血糖が引き金になって交感神経緊張が増すことなどを介しているのであろうと解釈された。

　ほぼ同時期に舟形スタディの結果が発表された。ブドウ糖負荷試験をして，空腹時に血糖値が正常より高いこと（Impaired fasting glucose（IFG））

71

より，負荷後に血糖値が高くなることが心血管疾患リスクであり，それは Impaired glucose tolerance（IGT）から問題になるという指摘であった。

舟形スタディが提起した食後高血糖のリスクは糖尿病と心血管疾患の関係の複雑な現象を読み解く一つの理解として受け入れられた。事実，国際糖尿病連合（International Diabetes Federation（IDF））では食後高血糖ガイドラインを出版し，表紙には波が岸壁に押し寄せるイラストが描かれ印象的であった。当時，開発中であった Dipeptidyl Peptidase-4（DPP-4）阻害薬が食後高血糖を改善させるのではないかという期待が述べられていた。

DPP-4 阻害薬は内因性の Glucagon-like peptide-1（GLP-1）や Gastric Inhibitory Peptide（GIP）を増加させ，インスリン分泌を増幅するように作用する。この際，グルコースがすでに β 細胞に到達し，惹起回路が活性化されていることがインスリン分泌のさらなる増加の条件である。こうして，高血糖の時のみにインスリンが分泌され，まさに食後高血糖を是正する薬剤であった。事実，持続血糖測定器（Continuous Glucose Monitoring（CGM））を使用して１日の血糖変動をみた多くの報告では DPP-4 阻害薬は食後の高血糖を是正していることが示された。わが国の糖尿病の患者の大部分はインスリン低分泌であるので，この DPP-4 阻害薬が使用できるようになるとたちまち多くの患者に投与された。

とすれば，舟形スタディから推測された食後高血糖がもたらす心血管疾患のリスクは DPP-4 阻害剤より回避できたのであろうか。しかし，心血管疾患発症に対する DPP-4 阻害薬の影響を検討する目的で行われた EXAMINE 試験，SAVOR-TIMI 53 試験，TECOS 試験の結果は DPP-4 阻害薬投与群と対照群の間に差は認められなかった。舟形スタディから想像したことは否定された。

DPP-4 阻害薬に約２年遅れて，臨床応用が可能になった新規糖尿病薬が Sodium Glucose Cotransporter 2（SGLT2）阻害薬である。腎尿細管でグルコースの再吸収に係る SGLT2 が働かないようにすることにより，尿糖排泄を促し血糖を低下させようというものである。この血糖低下は糸球体でろ過された直後のグルコースが多いほど血糖低下作用は強いはずだから，究極の食後高血糖是正作用をもたらすことが予想された。しかし，SGLT2 阻害薬投与下の CGM のデータは DPP-4 阻害薬の平坦さには及ばなかった。いわばゆらぎを残しながら，平行移動しているように見える。ただ，低血糖域までは低下しない。

2015 年の秋に，世界に衝撃が走った。SGLT2 阻害薬のエンパグリフロジンは心血管死を約４割減らしたというのである（Empa-Reg Outcome 試験）。さらに，確実な腎保護効果も公表された。これらはその後，SGLT2 阻害薬の多面的な効果（腎における過剰ろ過の改善，尿細管におけるエネルギー消費の低下（エリスロポエチン産生の回復），心臓や肝臓における脂肪燃焼の促進とケトン体の増加（心不全と脂肪肝の改善）など）として理解されるようになった。

さらに，この後，GLP-1 アナログにも心血管発症抑制と腎保護効果がある

ことが報告された（LEADER 試験，SUSTAIN-6 試験）。

　糖尿病の血糖コントロールに関して，"Keep your A1c below 7%" という熊本宣言が公表されたのは 2013 年のことであった。そのころもうすでに，成人の失明の第一の原因は糖尿病性網膜症ではなく緑内障に代わられていた。日常臨床では重篤な糖尿病神経障害のため，痛みなどを訴える患者は少なくなった。ただ，透析導入に至る糖尿病性腎症はようやく最近になって頭打ちになってきているようである

　思うに，糖尿病における心血管疾患発症予防で大事なことは血糖コントロールのレベルとともに，それをどういう手段で達成するかということではないかと思われる。ということは，食後高血糖をどういう手段で改善するかが大事であり，SGLT2 阻害薬や GLP-1 アナログが用いられるべきというのが今日の結論と思われる。

　舟形スタディの結果から想像された食後高血糖が心血管疾患のリスクになるというのは，おそらくは，食後における腎におけるグルコースの再吸収に一過性の過剰な負担をかけることをみていたのではないかと思われる。そう解釈すれば，舟形スタディの結論は生のままでないにして一定の大事な指摘であったと解釈されるのではなかろうか。そして，どちらかと言えば細小血管障害に片寄っていた糖尿病の合併症に対する関心を大血管障害にも向けるようになったことに一定の貢献があったと言い得るのではなかろうか。

　本書は企画してから，実際の出版までに長い時間がかかったが，主には私が何かしらの躊躇があったからである。食後高血糖と心血管疾患の関係の証明が完璧でない事について心のどこかにひっかかっていた。

　本書の企画と発行は日本医学出版の渡部新太郎氏のねばりと努力に百パーセント依存している。渡部氏に心から感謝申し上げたい。聞けば，渡部氏と私は新潟県立新発田高等学校の同窓だそうである。私のわがままを許してくれるだろうか。

2019 年 5 月吉日　富永　真琴

糖尿病疫学研究　舟形スタディは日本の糖尿病診療をどう変えたか？

発　行　2019 年 6 月 20 日　初版第 1 刷発行

編　著　富永真琴

発行人　渡部新太郎

発行所　株式会社 日本医学出版

　　　　〒 113-0033　東京都文京区本郷 3-18-11　TY ビル 5F

　　　　電話 03-5800-2350　FAX 03-5800-2351

装　丁　iicana

印刷所　モリモト印刷株式会社

ISBN978-4-86577-031-5　　　　　　　　　　　　　　Printed in Japan

乱丁・落丁の場合はおとりかえいたします。

本書の複製権・翻訳権・上映権・譲渡権・公衆送信権（送信可能化権を含む）は，㈱日本医学出版が保有します。

JCOPY ＜（社）出版者著作権管理機構委託出版物＞

本書の無断複写は著作権法上での例外を除き禁じられています．複写される場合は，そのつど事前に，（社）出版者著作権管理機構（電話 03-3513-6969，FAX03-3513-6979，info@jcopy.or.jp）の許諾を得てください．